Qunduzoy Khujaakhmatova

Usando métodos interativos para desenvolver habilidades profissionais

Qunduzoy Khujaakhmatova

Usando métodos interativos para desenvolver habilidades profissionais

baseado no gênero ESP

ScienciaScripts

Imprint

Any brand names and product names mentioned in this book are subject to trademark, brand or patent protection and are trademarks or registered trademarks of their respective holders. The use of brand names, product names, common names, trade names, product descriptions etc. even without a particular marking in this work is in no way to be construed to mean that such names may be regarded as unrestricted in respect of trademark and brand protection legislation and could thus be used by anyone.

Cover image: www.ingimage.com

This book is a translation from the original published under ISBN 978-620-7-64803-0.

Publisher:
Sciencia Scripts
is a trademark of
Dodo Books Indian Ocean Ltd. and OmniScriptum S.R.L publishing group

120 High Road, East Finchley, London, N2 9ED, United Kingdom
Str. Armeneasca 28/1, office 1, Chisinau MD-2012, Republic of Moldova, Europe
Printed at: see last page
ISBN: 978-620-7-75995-8

UTILIZAÇÃO DE MÉTODOS INTERACTIVOS PARA DESENVOLVER COMPETÊNCIAS PROFISSIONAIS BASEADAS NO GÉNERO ESP

Khujaakhmatova Qunduzoy Bakhtiyarovna

Atualidade da investigação: o trabalho de investigação apresentado é dedicado a investigar a eficácia da utilização de métodos interactivos para o desenvolvimento de competências profissionais dos aprendentes de ESP, centrando-se no género ESP. A investigação principal é ilustrada nas questões teóricas e práticas do trabalho, salientando a importância da utilização de métodos interactivos durante as aulas.

Objetivo e tarefas da investigação: O objetivo e as tarefas da investigação incluem as formas de identificar a abordagem de género no ESP, analisar questões teóricas sobre o tema, bem como conhecer técnicas de utilização de métodos interactivos, descobrir inovações no ensino do ESP, praticar com o reforço das competências profissionais dos estudantes de ESP

Objeto da investigação. O tema do trabalho de investigação consiste em explorar as formas e técnicas essenciais para desenvolver as competências profissionais dos alunos do B2 ESP com a ajuda de métodos interactivos

O objetivo da investigação é analisar de que forma os alunos B2 do ESP podem melhorar as suas competências profissionais trabalhando com métodos interactivos durante a aula

Métodos de investigação: Os métodos de investigação incluem a análise crítica da literatura científica, o ensino probatório, o método experimental e o método quantitativo. método quantitativo na realização do trabalho de investigação

O grau de novidade da investigação: A análise moderna dos conceitos lexicais e a sua expressão nos alunos através de alguns exemplos.

Valor prático e grau de incorporação: Um novo significado prático da investigação na condução de aulas de ESP através da utilização de métodos interactivos apresenta o valor prático do trabalho de investigação.

Os resultados obtidos:

-familiarizar-se com a abordagem dos géneros no ESP

- identificar os efeitos da utilização de métodos interactivos

- investigar a análise das necessidades de desenvolvimento das competências profissionais do ESP

- criação de instruções metodológicas adequadas .

A estrutura da dissertação: O trabalho de dissertação é composto por introdução, 3 capítulos, conclusão, bibliografia utilizada e apêndice

Resumo geral e recomendações: Os resultados deste trabalho de dissertação representam uma vasta informação sobre o desenvolvimento de competências profissionais dos futuros advogados, utilizando métodos adequados na realização de cursos de inglês e, para aumentar a novidade do trabalho, as instruções metodológicas estão representadas no trabalho de investigação.

Índice

<u>INTRODUÇÃO</u>

*"A língua é o sangue da alma para onde correm os pensamentos
e de onde crescem"*

Oliver Wendell Holmes

Hoje em dia, o papel e a influência do inglês estão a ganhar maior velocidade não só no mundo, mas também no Uzbequistão. A exigência de melhorar o sistema de ensino superior no Uzbequistão está a tornar-se uma questão importante para o sistema educativo do Uzbequistão. Desde cedo, a atenção dada ao desenvolvimento do ensino de línguas estrangeiras, não só em instituições especializadas mas também em universidades não linguísticas, tem desempenhado um papel fundamental, de acordo com várias reformas e decretos no Uzbequistão. O Inglês para Fins Específicos (ESP) tornou-se um campo de sucesso durante o período recente. Sendo uma abordagem centrada no aluno, o seu principal objetivo tem sido satisfazer as necessidades específicas dos alunos-alvo, de modo a satisfazer as suas necessidades profissionais ou vocacionais. Falando da história deste domínio científico recém-nascido, como é conhecido, as origens iniciais do ESP remontam ao final da Segunda Guerra Mundial. Após a guerra, surgiu uma grande variedade de domínios que se desenvolveram rapidamente. A economia, a tecnologia, a sociologia, a ciência e outros domínios enfrentaram enormes mudanças e melhorias. A língua comum utilizada pelos especialistas passou a ser o inglês. Por conseguinte, a necessidade de aprender inglês foi considerada uma questão de importância crucial para que todos os especialistas pudessem tomar conhecimento dos assuntos mundiais e dos desenvolvimentos em diferentes domínios. Este processo abriu uma nova porta de entrada para o início e o futuro florescente do ESP. Assim, no Uzbequistão, foram apresentadas muitas reformas para dar a oportunidade de utilizar o inglês a especialistas altamente qualificados no seu próprio domínio. Por exemplo, de acordo com a reforma educativa do presidente Sh.Mirziyoyev, em 2017, o British Council, em cooperação com o Ministério do Ensino Superior e Secundário Especializado da República do Uzbequistão, lançou o programa EnSPIRe-U (Reforma Integrada do Inglês para Fins Específicos no Uzbequistão), que visa reformar o currículo, os materiais e a avaliação em instituições não filológicas em todo o país[1] . 31 instituições de ensino superior foram convidadas a participar no projeto-piloto. O objetivo geral do projeto é desenvolver uma abordagem holística da reforma do inglês para fins específicos (ESP) a nível nacional e identificar os processos-chave para que a reforma seja bem sucedida. O projeto EnSPIRe-U pretende introduzir uma abordagem holística no desenvolvimento e implementação do novo currículo, programas de estudo, materiais didácticos, critérios de avaliação e eventos de formação na área do ESP. Em última análise, o projeto visa aumentar o nível de proficiência em língua inglesa e reforçar o ensino e a avaliação da língua inglesa em instituições não filológicas do Uzbequistão. Além disso, o projeto visa desenvolver um quadro de peritos nacionais em matéria de desenvolvimento curricular, conceção de materiais, formação e avaliação. O projeto tem cinco vertentes: Currículo, conceção de materiais, avaliação, formação de formadores e normas, que constituem o princípio subjacente a cada vertente. De acordo com este projeto, os participantes incluem; Instituto de Construção de Máquinas de Andijan, Universidade Estatal de Bukhara, Instituto Politécnico de Fergana, Universidade Estatal de Gulistan, Universidade Politécnica de Jizzakh, Universidade Estatal de Karakalpak com o nome de Berdakh, Instituto Estatal de Minas de Navoi, Instituto Pedagógico Estatal de Nukus com o nome de Ajiniyaz, Instituto Estatal de Economia e Serviços de

---

[1] Sh.Mirziyoyev" Education Sector Plan of Uzbekistan 2017-2023", p231.

Samarkand, Instituto Financeiro de Tashkent, Instituto de Artes e Cultura de Tashkent, Instituto de Irrigação e Melhoramento de Tashkent, Academia Médica de Tashkent, Instituto Médico Pediátrico de Tashkent, Universidade Estatal de Economia de Tashkent, Universidade Estatal de Direito de Tashkent e outras. Os principais problemas neste domínio podem ser a forma de conduzir as aulas no ensino do ESP, o que também requer a criação de um currículo adequado, um programa de estudos, a conceção de materiais e a escolha de métodos adequados para conduzir as aulas. Neste caso, numerosos académicos sugeriram as suas próprias teorias, abordagens e princípios sobre o tipo de métodos eficazes que podem ser utilizados no ensino do ESP. De acordo com K.Bezudladnikov, B.Kruze e M.Mosina, os métodos interactivos têm sido um dos métodos eficazes de ensino do ESP, uma vez que o ambiente interativo facilitará o processo de aprendizagem e permitirá ganhar experiência com a aprendizagem do inglês[2] . Além disso, Mehmet Asmali salienta que a utilização de tecnologias interactivas desempenha um papel importante no aumento da área profissional dos estudantes, o que lhes proporciona capacidades profissionais e de utilização da tecnologia . Ao abordar estas questões durante as aulas, os métodos e abordagens devem ser seguidos para desenvolver principalmente as competências profissionais dos alunos. De facto, existem 4 competências que todos os alunos de inglês devem conhecer e ser bons, incluindo ler, escrever, ouvir e falar. Mas quando se trata de ensinar ESP (Inglês para Fins Específicos), os alunos têm necessidade de escrever corretamente, compreender textos relacionados com a sua área e ser capazes de comunicar em inglês, pelo que o foco principal não deve ser o reforço das competências linguísticas, mas sim o desenvolvimento das competências profissionais dos futuros

---

[2] K.Bezudladnikov, B.Kruze "Abordagem interactiva ao ensino e aprendizagem de Esp", 2014. P610

advogados que conduzem as aulas de inglês com métodos e técnicas interessantes. Por outro lado, a maioria dos estudantes do ESP tende a enfrentar alguns obstáculos na utilização do inglês na sua própria especialidade, uma vez que este é considerado um dos aspectos mais complicados do inglês. Por conseguinte, o ESP difere de outras gamas de inglês, como o EOP (English for Occupational Purposes - Inglês para fins profissionais) e o EAP (English for Academic Purposes - Inglês para fins académicos). Resumidamente, o ESP é o ensino de inglês para fins científicos, técnicos, etc. a pessoas cuja língua materna não é o inglês. É óbvio que existe uma grande quantidade de teorias e definições relativas a esta noção dadas por vários cientistas. As principais tarefas do professor de ESP consistem na gama e organização de materiais de formação, na preparação de programas e planos de formação operacionais destinados a obter os resultados desejados para a aprendizagem, a apoiar a motivação dos alunos e os seus esforços. Além disso, uma componente vital do trabalho em grupo do ESP é fornecer aos alunos feedback com a ajuda do professor no acompanhamento do processo de aprendizagem, e para a organização da assistência recomendada aos alunos. Quando o professor chega à sala de aula, está, acima de tudo, a colocar determinados objectivos nas aulas, que ajudam a criar um ambiente de aprendizagem seguro, uma atmosfera de saída, interatividade e assistência comum. Ao seleccionarem estes ou outros materiais didácticos de língua estrangeira para o conteúdo do curso, os formadores ou criadores de cursos expõem, consequentemente, os seus conceitos, pontos de vista sobre o ensino de línguas estrangeiras e métodos de ensino. É isto que a maioria dos alunos B2 da Universidade de Direito enfrentam muitos desafios quando estão a aprender inglês em termos de direito. Para evitar este problema, é fundamental utilizar técnicas e abordagens de aprendizagem intensiva, como os métodos interactivos, durante as aulas, a fim de contribuir para os grandes êxitos dos estudantes de Direito na sua própria especialidade.

Atualidade da investigação. Como já foi referido, o inglês é a única língua que é amplamente falada em todo o mundo e é a língua estrangeira mais estudada no mundo. Embora comprometa as competências perceptivas e receptivas, como a leitura, a escrita, a expressão oral e a compreensão auditiva, que estão interligadas, o inglês para fins específicos trata principalmente de melhorar as capacidades profissionais dos estudantes em termos de inglês, utilizando vários métodos e abordagens. Assim, a atualidade da investigação, que revela a importância da utilização de métodos interactivos no ensino de estudantes de ESP e de soluções eficazes, aponta para os desafios do ensino do inglês em termos de **domínios** não linguísticos

Objetivo e tarefa da investigação. Com base nos antecedentes e na atualidade do problema, o principal objetivo da investigação é descobrir que tipo de métodos interactivos podem ser os mais rentáveis para desenvolver as competências profissionais dos alunos de ESP em inglês. O objetivo e as tarefas da investigação incluem

- identificar a abordagem dos géneros no ESP ,

- analisar a informação teórica de base sobre o ESP

 - familiarizar-se com métodos e técnicas de ensino interactivos eficazes;

-- clarificar as inovações no caso do ensino do ESP

 - trabalhar no desenvolvimento das competências profissionais dos alunos do ensino superior

A base metodológica consiste em questões teóricas de cientistas e linguistas no domínio de diferentes tipos de formas eficazes de melhorar as competências profissionais dos estudantes de ESP. Utilizámos os livros dos académicos acima mencionados, os seus artigos e teses que tratam do tema da nossa investigação.

A novidade da investigação. A investigação-ação ajuda os professores a selecionar as técnicas mais eficazes de utilização de métodos interactivos no ensino de ESP, com base na prática com alunos B2. Além disso, tendo em conta a proficiência linguística e o nível dos alunos B2, classifica e organiza num manual as formas mais eficazes de melhorar as competências profissionais em matéria de métodos e técnicas interactivos.

A importância teórica do trabalho reside no seguinte aperfeiçoamento das representações atualmente disponíveis sobre as especificidades dos desenvolvimentos profissionais e as formas eficazes de utilização de métodos interactivos e o seu posterior aparecimento no ensino de qualquer aluno do ESP, descoberta de modelos e técnicas úteis para a utilização de métodos interactivos durante a condução das aulas, familiarização com a análise das normas estatais actuais, programas dedicados ao ensino de alunos do ESP.

Valor prático. Espera-se que o trabalho de investigação contribua para a prática de métodos interactivos no ensino de estudantes de ESP, de modo a desenvolver as suas competências profissionais de advogados e a aliviar a necessidade de os estudantes utilizarem o inglês nas suas competências de forma adequada. A análise da investigação e as instruções metodológicas baseadas na utilização de métodos interactivos podem ser utilizadas como modelo para o ensino de estudantes de direito em termos do nível B2 e os professores de inglês podem utilizá-las no ensino do ESP.

Objeto da investigação. O tema do trabalho de investigação consiste em investigar as formas e técnicas essenciais para desenvolver as competências profissionais dos alunos B2 ESP com a ajuda de métodos interactivos

O objetivo da investigação é analisar de que forma os alunos B2 do ESP podem melhorar as suas competências profissionais trabalhando com métodos interactivos durante a aula

Os métodos de investigação. O investigador recorre à análise crítica da literatura científica, ao ensino probatório, ao método experimental e ao método quantitativo. O método quantitativo apresenta os principais factos, dados estatísticos, mostrando os resultados da observação e os resultados dos alunos em termos de testes, questionários que ajudam a identificar a questão de investigação.

A hipótese da investigação. De acordo com a investigação da pesquisa, o investigador discute as seguintes questões de investigação;

➢ Que tipo de competências profissionais os alunos de ESP devem possuir,

➢ Porque é que o método interativo é importante para desenvolver as competências profissionais dos alunos de ESP,

➢ Como podemos conduzir as aulas de inglês com a ajuda de métodos interactivos e também este tipo de questões problemáticas.

Os materiais da investigação - Para realizar o trabalho de investigação, o investigador tira partido de investigações e pesquisas anteriores, de várias teses científicas e de materiais originais de aulas, realizados no âmbito do ensino do Direito. O investigador utiliza vários manuais e livros didácticos na realização do trabalho de investigação.

Os resultados obtidos são os seguintes. 1) As noções de "ESP e género ESP", "formas eficazes de utilização de métodos interactivos" e "alunos B2" são identificadas; 2) Os requisitos do ensino de alunos ESP; 3) As técnicas de organização do programa de estudos e o sistema de exercícios para alunos ESP, tendo em conta o nível dos alunos; 4) Foram determinadas as investigações sobre a eficácia da utilização de métodos interactivos em géneros jurídicos do ponto de vista teórico e prático no ensino de inglês para fins específicos; 3) Foram reveladas estratégias eficazes de desenvolvimento de competências profissionais de advogados através dos resultados dos exercícios;

A publicação dos resultados da dissertação. Até à data, foram publicadas duas teses relacionadas com o tema da dissertação. São as seguintes:

1." Utilização de vários métodos interactivos para desenvolver as competências profissionais dos estudantes no ensino do Direito", Ministério do Ensino Superior e Secundário/Conferência Científico-Prática Republicana, Inovações, qualidade e desenvolvimento da educação"

2. "The Role of Interactive Methods for Developing Professional Skills based on ESP genre", Scientific- practical researches in Uzbekistan, Conference XXI, Washington, 15 de maio de 2021.

A estrutura da dissertação. A dissertação é composta por três capítulos, uma conclusão e uma lista de literatura relacionada e tem 116 páginas. O capítulo I introduz o tema da investigação e explica a literatura relacionada; o capítulo II apresenta uma visão geral prática no domínio da utilização de métodos interactivos; o capítulo 3 descreve a metodologia da investigação, enquanto a conclusão apresenta as conclusões e os resultados do estudo apresentado. A lista de referências, organizada por ordem alfabética, apresenta os materiais utilizados.

CAPÍTULO I. FUNDAMENTOS TEÓRICOS DA UTILIZAÇÃO DE GÉNEROS ESP PARA O DESENVOLVIMENTO DAS COMPETÊNCIAS PROFISSIONAIS DOS ALUNOS ATRAVÉS DE MÉTODOS INTERACTIVOS

1.1. Inovações no ESP para melhorar as competências profissionais

A posição e o impacto do inglês no mundo e no Uzbequistão são cada vez mais importantes. O inglês é utilizado como segunda língua ou língua estrangeira no Usbequistão e noutros países de língua não materna, e como primeira língua para alguns cidadãos. Tornou-se um meio essencial de comunicação entre pessoas de culturas e línguas diferentes graças à difusão da língua inglesa em todo o mundo. Atualmente, a posição e o estatuto do inglês no Usbequistão são mais importantes do que nunca, uma vez que é um meio de ensino e um currículo nas instituições educativas. Atualmente, o domínio do inglês para fins específicos (ESP) é investigado em todo o mundo numa série de domínios. Ao longo do século passado, o ESP foi integrado como uma direção distinta do ensino do inglês como língua estrangeira, tendo esta faceta do ensino da língua inglesa avançado de forma expressiva e adquirido uma posição de liderança no ensino do inglês para fins profissionais. É crucial apresentar as principais características e pontos de vista teóricos directos, conceitos de vários cientistas que lidam com a noção de ESP e discutir o papel essencial do ESP com os seus objectivos não linguísticos ou académicos. O Presidente do nosso país, Shavkat Mirziyoyev, presta especial atenção a este domínio, que ocupa um lugar importante na garantia do futuro do país e do seu desenvolvimento. No decreto do Presidente do Usbequistão, Shavkat Mirziyoyev, "Sobre a estratégia de desenvolvimento do Usbequistão", é mencionada a necessidade de melhorar significativamente a qualidade do ensino secundário geral, facilitando o estudo aprofundado de línguas estrangeiras, informática e outras disciplinas importantes e populares. Assim, a fim de preparar especialistas jovens e inteligentes em todos os domínios, foram efectuadas muitas reformas e publicados decretos presidenciais destinados a aumentar as competências profissionais dos especialistas no sistema de línguas estrangeiras. Como exemplo disso, é notável mencionar os seguintes decretos presidenciais do nosso presidente; Decreto Presidencial № 4947 "Sobre a estratégia de desenvolvimento do Uzbequistão" 7 de fevereiro de 2017, O Decreto № 1875 "Sobre medidas para melhorar ainda mais o sistema de aprendizagem de línguas estrangeiras" 10 de dezembro de 2018. Quando se trata de sua história no tempo anterior, não há programa ou abordagem para ensinar habilidades profissionais para estudantes, bem como outros alunos que estudam disciplinas não linguísticas, o fator-chave proeminente para aprender inglês é apenas no caso do inglês geral. Mais tarde, devido a inovações extremas, os desenvolvimentos influenciam o processo de aprendizagem de línguas estrangeiras. No entanto, no caso do inglês geral, é impossível adquirir uma língua estrangeira sem gramática, vocabulário e outras competências. Consequentemente, a necessidade de utilizar o ESP no ensino do inglês é crucial, com a sua gramática especial, vocabulário e conceção de aulas, utilizando métodos modernos em vez de métodos tradicionais, bem como diferenciando o papel do professor. Antes de abordar as particularidades e questões do ESP, é razoável reconhecer as teorias e opiniões sobre o ESP. Muitos cientistas discutiram o principal objetivo do ESP com base nas suas definições. Tendo em conta as opiniões e a definição de Dudley Evans, este menciona as seguintes características do ESP que dizem respeito ao conteúdo do ESP. Segundo ele, salienta duas características: Absoluta e Variável

Características absolutas

1. O ESP é definido para responder às necessidades específicas dos aprendentes

2. O ESP utiliza a metodologia e as actividades subjacentes à disciplina que serve

3. O ESP centra-se na língua adequada a estas actividades em termos de gramática, léxico, registo, competências de estudo, discurso e género.

Características das variáveis

1. O ESP pode estar relacionado com disciplinas específicas ou ser concebido para as mesmas

2. O ESP pode utilizar, em situações didácticas específicas, uma metodologia diferente da do Inglês Geral

3. É provável que o ESP seja concebido para aprendentes adultos, quer numa instituição de ensino superior, quer numa situação de trabalho profissional. Pode, no entanto, destinar-se a aprendentes do ensino secundário

4. O ESP é geralmente concebido para estudantes de nível intermédio ou avançado.

5. A maioria dos cursos de ESP pressupõe um conhecimento básico dos sistemas linguísticos

A definição apresentada por Dudley-Evans é obviamente influenciada pelos conceitos de Strevens, embora a tenha enriquecido substancialmente ao eliminar a caraterística absoluta de que o ESP está "em contraste com o 'General English'", e tenha revisto e aumentado o número de características variáveis. A divisão do ESP em características absolutas e variáveis, em particular, é muito útil para abordar argumentos sobre o que é e o que não é ESP. A partir da definição, podemos ver que o ESP pode, mas não está necessariamente relacionado com uma disciplina específica, nem tem de ser direcionado para um determinado grupo etário ou gama de capacidades. O PSE deve ser visto simplesmente como uma "abordagem" do ensino, ou o que Dudley-Evans descreve como uma "atitude mental". Este ponto de vista reflecte o de Hutchinson, que sublinha que "o ESP é uma abordagem ao ensino das línguas em que todas as decisões relativas ao conteúdo e ao método se baseiam na razão de ser da aprendizagem do aprendente"[3] . Além disso, Hutchinson e Waters sublinham que "o ESP é uma abordagem à aprendizagem de línguas e baseia-se nas necessidades dos alunos". O que querem dizer é que o ESP não contém um determinado tipo de língua, material didático ou metodologia". Sugerem que a base do ESP I inclui os aprendentes, a língua necessária e os contextos de aprendizagem que se baseiam na importância da necessidade no ESP[4] . Noutra perspetiva, Strevens explica uma definição de ESP que faz uma distinção entre quatro características absolutas e duas características variáveis. Robinson sublinha a importância da análise das necessidades na definição de ESP. A sua definição baseia-se em dois critérios de definição fundamentais e num conjunto de características que são aspectos importantes do ESP. Os seus critérios-chave são que "o ESP é normalmente orientado para um objetivo" e que os cursos de ESP decorrem de uma análise das necessidades, que visa especificar o mais exatamente possível o que os alunos têm de fazer através do inglês". As suas descrições são de que os cursos de ESP são normalmente obrigados por um período de tempo limitado em que os seus objectivos têm de ser alcançados e são ministrados a adultos em "turmas homogéneas" em termos do trabalho ou estudos especializados em que os alunos estão envolvidos. Robinson apresenta o ESP como uma operação que engloba a educação, a preparação e a prática, e que assenta em três grandes áreas de

---

[3] C.G.Ramirez, Inglês para fins específicos: Brief History and Definitions,2015,Costa Rica University,p-383-384.
[4] M.Rahman, English for Specific Purposes: A Holistic Review,2015,Bangladesh University, p- 25-27.

conhecimento: a língua, a pedagogia e as áreas de interesse especializado dos alunos[5] . Richards e Rodger pressupõem o ESP como uma associação que procura servir as necessidades linguísticas dos aprendentes que necessitam do inglês para desempenharem funções específicas (por exemplo, estudante, engenheiro, enfermeiro) e que têm de aprender conteúdos e competências do mundo real através da norma do inglês, em vez de compreenderem a língua por si só. A definição mais clara de ESP é dada por Strevens, que descreve o ESP como um caso particular da categoria geral de ensino de línguas com objectivos específicos. Além disso, identificou que a definição de ESP é essencial para distinguir entre quatro características absolutas e duas variáveis. As quatro características absolutas do ESP consistem no ensino da língua inglesa[6] . I. Sujana, da Universidade da Indonésia, afirma que o objetivo dos cursos de ESP é proporcionar aos alunos um determinado nível de proficiência em inglês para uma situação em que seja necessário utilizar a língua. Assim, especialmente para os alunos de departamentos não linguísticos de universidades indonésias, a capacidade de comunicar em inglês e de o utilizar para aprender as suas disciplinas de forma eficiente é considerada a principal necessidade de ter inglês. Neste contexto, o inglês não é apenas uma matéria a ser estudada, como se supõe normalmente como uma das disciplinas obrigatórias do currículo, mas também um meio para os alunos aprenderem nas suas áreas de estudo. Um dos principais factores do ESP é o facto de reunir as matérias e a língua inglesa no ensino, em que os alunos têm tendência para aplicar o que aprendem nas aulas de inglês nos seus estudos, quer se trate de economia, educação, contabilidade, gestão de empresas, ciências, arte, tecnologia, medicina, direito, estudos islâmicos ou turismo. Por sua vez, as suas capacidades nos seus domínios

---

[5] T.Augustina.2016

[6] I.N.Alousqe, Developments in ESP, 2016.

disciplinares são um grande apoio à aquisição do inglês. Associando a informação acima referida, é notório que a organização do ESP é a simples questão de saber para que é que os alunos aprendem inglês, em que a resposta à questão se relaciona com os aprendentes, ou seja, as suas necessidades, a língua necessária, ou seja, as competências linguísticas que precisam de reconhecer e quão bem, e o contexto de aprendizagem, ou seja, os géneros que precisam de dominar, quer para fins de compreensão quer de produção. Embora tenha havido vozes contraditórias sobre o crescimento histórico do ESP, tem sido amplamente assumido que a década de 1960 foi o alvorecer desta abordagem de ELT. Diversos estudos indicam que o ESP ganhou popularidade nos anos sessenta do século XX[7]. Dudley-Evans e St. John mencionaram que "foi sem dúvida entre meados e finais da década de 1960 que várias influências se juntaram para gerar a necessidade e o interesse de desenvolver o ESP como disciplina". O início e o crescimento do ESP resultaram de várias razões. Entre estes factores, a crise do petróleo dos últimos anos foi o principal fator que levou os países ricos em petróleo a abrirem as suas portas às tendências modernas do conhecimento ocidental. Este facto deu início a uma era de ELT na região do Golfo. Ao analisar a questão de saber se os cursos de ESP eram mais bem sucedidos do que os cursos de inglês geral na preparação dos alunos para trabalhar ou estudar em inglês, as "histórias de guerra e romances" revelaram numerosos relatórios sobre o êxito de diferentes cursos de ESP durante as décadas de 1970 e 1980. Dudley-Evans e St. John mencionaram Foley, que também examinou "o programa de ESP na Universidade de Petróleo e Minerais da Arábia Saudita" e apresentou "provas concretas da validade da abordagem ESP"[8].

---

[7] Javid e Umar, Implementações no ESP, 2013, p34
[8] D. Belcher, Historical Overview of ESP, 2016, Georgia State University, p-29

No quadro do progresso ativo, o processo de combinação global e o intercâmbio de informações profissionais, para além da formação tradicional, exigem um meio que permita um intercâmbio efetivo e operacional de informações profissionais. Este meio é profissionalmente centrado na língua ou na linguagem para domínios específicos. Existem anteriormente teses sobre o modelo de ESP e há práticas específicas de ensino do ESP sendo vários os estudos. Mas entre eles, de forma inadequada, apenas pequenos declínios no que romancistas e criadores locais. É crucial mencionar o facto de, no nosso país, os representantes do governo a diferentes níveis exigirem que os licenciados de hoje não saibam apenas inglês. No entanto, o nível de língua inglesa dos estudantes das universidades técnicas é muito diferenciado e muitas vezes deficiente. Expansão dos programas de ensino e das estratégias de ensino do ESP. Assim, foi fundamental o pedido de uma disciplina específica de língua estrangeira para as universidades não linguísticas, que seria contabilizada como competência pré-requisito no programa de línguas estrangeiras. A língua estrangeira é uma parte integrante da formação de todos os profissionais da Universidade. A língua estrangeira é parte integrante da formação de todos os profissionais da Universidade. Os primeiros e principais objectivos deste programa podem ser aceites nos seguintes procedimentos:

➢ O desenvolvimento de uma língua estrangeira é um processo multinível e especializado que se desenvolve no contexto da educação ao longo da vida;

➢ A aprendizagem de uma língua estrangeira baseia-se numa integração interdisciplinar;

➢ O ensino das línguas estrangeiras visa o desenvolvimento das competências comunicativas, cognitivas, informativas, sócio-culturais, profissionais e culturais comuns dos alunos[9] .

No entanto, mesmo com um único curso, deve ser constantemente contemplada a especificidade de cada estabelecimento ou das suas subdivisões, as necessidades dos clientes e dos próprios alunos. O importante papel do ensino profissional desempenha um professor os utilizadores, ESP. É-lhes frequentemente pedido que desenvolvam programadores e formadores de PLA no ESP para ministrarem cursos de inglês especializados para estudantes, etc. Enquanto em qualquer outro tipo de ensino, existe um grande número de métodos e abordagens utilizados em função dos objectivos dos cursos e das propriedades acessíveis. Dependendo do Sofia ESP, podem ser subdivididos em três grupos principais: aprendizagem baseada em problemas (PBL), aprendizagem autónoma (AL) e educação com recurso às tecnologias da informação e da comunicação (TIC). É essencial salientar que todas elas são metodologias orientadas para o indivíduo[10] . Hoje em dia, as novas ênfases na explicação dos objectivos da educação linguística e a realização de transformações convincentes no processo de interação educativa entre o professor e o aluno precisam de ser mais claras quanto ao que é exigido dele na aula de língua estrangeira. Assim que evoluir um sistema numa língua estrangeira deve ser clarificado tendo em conta a possibilidade de informação e de ajudas linguísticas dos alunos, além de Timer Event alunos na aquisição de conhecimentos. Obviamente, à primeira vista, uma simples descrição técnica do ensino dos conteúdos e da formação deve incluir uma visão teórica. Assim, o currículo deve regular a metodologia

---

[9]A.Pradhan, English for Specific Purposes; Research Trends and Issues (Inglês para fins específicos; Tendências e questões de investigação), 2015.
[10] S.T.Boghici, Métodos inovadores em ESP, 2016

global do curso. As principais tarefas do professor de ESP consistem na variedade e organização dos materiais de formação, na preparação de programas e planos de formação operacionais destinados a obter os resultados desejados para a aprendizagem, a apoiar a motivação dos alunos e os seus esforços. Além disso, uma componente vital do trabalho em grupo do ESP é fornecer aos alunos feedback com a ajuda do professor no acompanhamento do processo de aprendizagem, e para a organização da assistência recomendada aos alunos. Quando o professor chega à sala de aula, está, acima de tudo, a colocar determinados objectivos nas aulas, que ajudam a criar um ambiente de aprendizagem seguro, uma atmosfera de saída, interatividade e assistência comum. Ao seleccionarem estes ou outros materiais didácticos de língua estrangeira para o conteúdo do curso, os formadores ou criadores de cursos expõem, consequentemente, os seus conceitos, pontos de vista sobre o ensino de línguas estrangeiras e métodos de ensino. As aulas com objectivos definidos influenciam mais a seleção do material didático. Se a aula tiver como objetivo o reforço das competências comunicativas, o tutor deve incluir durante a aula vários exercícios, modelando a prática da comunicação na língua: jogos de negócios; diálogo de casos; instruções de compilação; relatórios; apresentações e debates. Nas fases iniciais do curso, deve ter-se em conta que o conceito de "competência comunicativa" dos alunos não é considerado como a quantidade das suas normas e competências, mas também como um conjunto de qualidades pessoais dos alunos (orientações valor-semânticas, conhecimentos, competências e capacidades).

Métodos e técnicas actuais do ESP

Uma componente importante do ensino do ESP é a capacidade do professor para criar na audiência uma atmosfera de comunicação real e de disputa produtiva. Os alunos só adquirem competências comunicativas sustentáveis quando têm a oportunidade de as utilizar na cooperação com os outros. Claramente, de forma inadequada, o professor pode ser considerado como a única língua inglesa, com a qual se pode exprimir, os alunos, e medido o tempo para fazer uma conversa com cada aluno durante o processo de ensino ou aprendizagem, no entanto, o professor está preocupado com o facto de estar limitado na sala de aula. Por conseguinte, o tutor deve atualizar e utilizar técnicas e estratégias valiosas com o objetivo de implementar competências de comunicação nos seus grupos e de envolver no seu trabalho outras fontes, incluindo recursos em linha da Internet para comunicar fora das paredes da sala de aula. As pessoas aprendem melhor uma língua estrangeira quando estão motivadas e têm a possibilidade de aplicar os seus conhecimentos e competências num ambiente linguístico que compreendem e em que os temas lhes interessam. Noutro aspeto, o ESP é um meio predominante para a compreensão desta probabilidade. Os alunos melhoram a língua inglesa à medida que trabalham com materiais que reflectem estruturas motivadoras e actuantes, e que podem utilizar na sua atividade profissional ou em estudos posteriores. Deve ter-se em conta que quanto mais os alunos comunicarem na língua-alvo que ouvem, escreverem as suas experiências ou lerem as fontes de leitura que lêem, mais serão bem sucedidos no processo prático das mesmas. Por outras palavras, quanto mais os alunos se concentrarem na gramática moralmente linguística e noutros aspectos da língua ou nas suas estruturas separadas, menos vontade terão de passar muito tempo nas aulas. No que diz respeito aos estudantes de ESP, estes devem concentrar-se especificamente em material estreitamente relacionado com a sua organização especializada, em particular os estudantes de engenharia. A língua do ESP não deve ser representada nem como uma matéria que deve ser explorada isoladamente da utilização real, nem como uma competência que deve ser melhorada. Pelo contrário, o inglês deve ser representado num contexto autêntico, para informar os alunos sobre as técnicas explícitas de aplicação da língua, que devem poder aplicar nas suas especialidades ou no seu trabalho. Assim, lidar com as situações e os acontecimentos acima referidos com que o professor e os alunos se deparam, utilizando métodos e tecnologias modernos e inovadores em ESP, é considerado um dos procedimentos mais essenciais do ensino de línguas estrangeiras em domínios não linguísticos. Atualmente, no entanto, um professor ao ensinar ESP pode encontrar material muito limitado para trabalhar com os alunos na sala de aula, que é principalmente com os textos da especialidade dos alunos com um conjunto parcial de tarefas para eles. Assim, a maioria dos profissionais do ESP utiliza frequentemente os seus próprios materiais no ensino do ESP, especialmente destinados a objectivos e requisitos específicos dos seus alunos. A tecnologia de perguntas na Web ajuda a formar e desenvolver nos alunos as seguintes competências:

• utilizá-lo para resolver problemas profissionais (incluindo a pesquisa das informações necessárias, a apresentação dos resultados do seu trabalho sob a forma de apresentações informáticas, sítios Web, vídeos flash, bases de dados, etc.);

• auto-aprendizagem e auto-organização; trabalho em equipa (planeamento, distribuição de funções, incluindo controlo mútuo);

• a capacidade de descobrir múltiplas resoluções para o problema da situação para controlar a opção mais racional, para validar a sua escolha;

• A capacidade de falar em público, porque é essencial para proteger publicamente, dedicar o projeto a responder a perguntas ou participar em debates.[11]

É importante referir que os professores de ESP necessitam de assistência e orientação regulares sobre a utilização das novas tecnologias.

---

[11] A.Novawan, Ch.Zuhro,Innovative Framework for Studies of ESP Curriculum in higher education,2017,Journal of English in Academic Communication.

Obviamente, os jovens professores são muitas vezes os melhores utilizadores das novas tecnologias, pelo que podem ser instrutores de professores mais experientes que tentam apresentar estas novas tecnologias nas suas salas de aula (12). Como técnica rentável, as discussões em grupo e o trabalho de projeto são considerados métodos eficazes de formação no trabalho com estudantes de ESP. A tendência mais atual no ensino do inglês para fins profissionais é aplicar o debate no ambiente da sala de aula. No período de preparação para o debate, os alunos têm de organizar todos os seus conhecimentos e têm tendência para falar numa língua estrangeira, de modo a utilizarem o seu pensamento crítico e a progredirem no pensamento criativo e lógico. Por conseguinte, no decurso do debate, os alunos têm a oportunidade de provar o seu conhecimento da língua e a sua competência profissional. Todas as técnicas e métodos inovadores são vantajosos para a aprendizagem autónoma (independente), a fim de preparar os alunos para as actividades científicas e de investigação, inspirando a sua motivação nas demonstrações dos resultados da função e desenvolvendo a prática em ordem. O professor deve utilizar toda a estrutura das aulas até à última parte da aula de acordo com os critérios de ensino dos alunos do ESP com a ajuda de ferramentas interactivas e métodos inovadores. Quando se trata do nível de dificuldades dos alunos, podemos encontrar alguns desafios ao conduzir a aula interactiva centrada no aluno[12] . Por outro lado, um professor de ESP tem à sua disposição um material muito limitado para trabalhar na sala de aula e, principalmente, os textos da disciplina dos alunos com um programa restrito de tarefas para eles. Consequentemente, a maioria dos especialistas em ESP aplica frequentemente os seus próprios recursos no ensino do ESP, especialmente concebidos para objectivos e

---

[12] V. Jeya, C. Edward, Innovative ESP Teaching Practices and Materials Development, 2018, Northern Arizona University.

necessidades específicos dos seus alunos. As questões tecnológicas da Web ajudam a formar e a desenvolver nos alunos as seguintes competências:

1) Utilizá-la para resolver problemas profissionais que impliquem a procura de informações essenciais, a apresentação dos resultados da produção sob a forma de apresentações informáticas, sítios Web, vídeos flash, bases de dados;

2) Auto-aprendizagem e auto-organização;

3) Trabalhar em equipa seguindo o planeamento, a distribuição de funções, incluindo o controlo mútuo;

4) A capacidade de recuperar várias resoluções do problema ou das circunstâncias, de revelar a opção mais racional, de explicar a sua escolha;

5) Capacidade de falar em público, uma vez que é fundamental defender amplamente o projeto, responder a perguntas ou participar em debates.

É vital perceber que os professores de ESP precisam de apoio e orientação regulares sobre a utilização das novas tecnologias. Não é de surpreender que os jovens professores sejam frequentemente os melhores demonstradores das novas tecnologias, pelo que podem ser instrutores para os professores mais experientes que estão a tentar introduzir estas novas tecnologias nas suas salas de aula. As discussões em grupo e o trabalho de projeto são também formas eficazes de formação no trabalho com estudantes de ESP. A tendência mais atual no ensino do inglês para fins profissionais é o debate. Na fase de preparação para o debate, os alunos têm de organizar todos os seus conhecimentos e as potencialidades de falar numa língua estrangeira, utilizar o seu pensamento crítico e fazer progredir o pensamento lateral (criativo). Consequentemente, no decurso do debate, os alunos têm a oportunidade de determinar a sua competência linguística e profissional. Todos estes métodos são vantajosos para a aprendizagem autónoma (independente), para formular os alunos para actividades científicas e de investigação, inspirando a sua motivação em demonstrações dos resultados do trabalho e aumentando a experiência em equipas. Se o professor está ansioso por atingir os seus objectivos no seu trabalho com os alunos, precisa de encontrar e adaptar novas tecnologias para empregar a geração com as orientações tradicionais, utilizando ferramentas de aprendizagem multimédia e tecnologias do mundo digital, recursos em linha e aplicações móveis. Os mecanismos de ensino do ESP estão a desenvolver-se cada vez mais rapidamente, e é notório que é impossível abranger todas as tendências modernas neste pequeno artigo. Assim, apesar do facto de o ensino do ESP estar ligado a aplicações práticas e orientadas para fins profissionais, tal como qualquer outro aspeto do ensino da língua inglesa, baseia-se no conhecimento da natureza da língua, no conhecimento dos métodos e formas básicos de ensino e aprendizagem. Uma combinação de técnicas tradicionais de ensino e de novas tecnologias, incluindo a utilização de um ambiente virtual para apoiar a motivação dos alunos, está hoje a tornar-se uma das abordagens mais produtivas no ensino do ESP. Em suma, todos os factores e dados vistos do ponto de vista da utilização de novas tendências no caso do desenvolvimento profissional dos estudantes de ESP, aplicando desafios e resultados, são considerados uma fonte valiosa para lidar com inovações na esfera da proficiência não linguística que se destina a adquirir consciência linguística. [13]

Construtivismo digital

Desde que o século XXI passou a ser designado como a era da comunicação global e da rápida difusão da informação, todos os domínios, bem como as áreas do ESP, mudaram com as suas novas abordagens e tendências para o ensino de todas as disciplinas. A utilização das

---

[13]Sh.Whyte, C.Sarre, Introdução aos novos desenvolvimentos na investigação sobre o ensino e a aprendizagem do ESP, 2017.

tecnologias da informação e da comunicação no ensino e na aprendizagem do ESP é uma tarefa contemporânea que obriga a refletir sobre uma série de questões educativas. Os cursos de ESP têm por objetivo manter os alunos capazes de utilizar uma língua de que necessitarão em situações profissionais futuras. Este objetivo pode ser alcançado através de um currículo baseado em conteúdos, em que os alunos aprendem a língua concentrando-se na matéria especializada e na utilização de materiais autênticos. A Internet é uma excelente fonte para fornecer materiais autênticos de acordo com as necessidades dos alunos. "Os materiais gerados na Internet podem ser organizados de forma flexível para envolver os alunos em tópicos e tarefas cognitivas relevantes para o futuro profissional dos alunos". Vale a pena mencionar que um computador, juntamente com a Internet, é um exemplo de tecnologia de mediação digital cujo papel na educação não deve ser considerado como um complemento, mas tem sido principalmente considerado como uma ferramenta de instrução para proporcionar um ambiente de aprendizagem mais rico e mais estimulante. A tecnologia moderna tem o potencial de melhorar a interatividade e a disponibilidade como dispositivo de comunicação e como instrumento de gestão da sala de aula. Se for utilizada corretamente, a tecnologia pode acrescentar relevância e significado à aprendizagem do ESP, porque tem o potencial de aumentar a motivação dos alunos para o estudo das línguas. No que diz respeito às aplicações informáticas, afirmamos que foram desenvolvidas para envolver os alunos no pensamento crítico sobre o conteúdo que estão a estudar. Na verdade, a tecnologia é mais bem sucedida na condução da aprendizagem quando é utilizada para envolver os alunos em actividades significativas, relevantes e autênticas com software aberto e a Internet[14] .

---

[14] Jonassen .V.I. Desenvolvimentos inovadores no ESP, 2014, p.14

Os 'Mindtools' promovem uma aprendizagem independente e significativa, mantêm as salas de aula interactivas, colaborativas e centradas nos alunos, envolvem os alunos no pensamento criativo e crítico enquanto constroem conhecimentos. Além disso, a tecnologia é vista como parte integrante das actividades cognitivas. Juntamente com os ambientes de aprendizagem construtivistas, ativa as estratégias de aprendizagem cognitiva e o pensamento crítico. Pode enriquecer os poderes cognitivos dos alunos durante o pensamento, a resolução de problemas e a aprendizagem. Um aluno que utilize eficazmente uma ferramenta cognitiva deve empenhar-se (ativamente), pensar (profundamente) e articular os seus conhecimentos. Por conseguinte, a utilização da tecnologia moderna é distinta para o aumento da aprendizagem autónoma e colaborativa dos alunos, bem como para a assunção da responsabilidade e do controlo sobre o processo de aprendizagem, como um dos elementos centrais da pedagogia construtivista[15] . Inquestionavelmente, pode ajudar a transformar a atual abordagem centrada no professor num ambiente de conhecimento interativo e centrado no aluno. A partir destes factores, é evidente que os princípios pedagógicos construtivistas, associados a uma integração tecnológica adequada, revelam o potencial para grandes melhorias nas práticas de ensino e aprendizagem. Em conjunto, proporcionam a oportunidade de criar e refazer o conceito de aprendizagem do ensino especial e oferecem novas possibilidades de ensino e aprendizagem. Por outras palavras, podem permitir que os aprendentes de ESP trabalhem com todo o seu potencial.

Os construtivistas sublinham a importância do ambiente de aprendizagem no qual a construção do conhecimento pode ser assistida.

---

[15] Živković & S tojković, New developments in ESP, 2015, p,357

Tal como Wilson define, um ambiente de aprendizagem construtivista é "um local onde os alunos podem trabalhar em conjunto e apoiar-se mutuamente à medida que utilizam uma variedade de ferramentas e recursos de informação na prossecução de objectivos de aprendizagem e actividades de resolução de problemas". É o ambiente que permite a realização de actividades centradas no aluno, em que o professor proporciona aos alunos experiências que lhes permitem desenvolver competências de resolução de problemas, pensamento crítico e criatividade, e aplicá-las de forma significativa. No ambiente de aprendizagem, os alunos participam na manipulação de materiais e, assim, criam uma comunidade de aprendentes que constroem o seu conhecimento em conjunto. Os actuais ambientes de aprendizagem construtivista do ESP são de base tecnológica, nos quais os alunos estão envolvidos em interacções significativas[16] . "A riqueza da tecnologia permite-nos proporcionar um ambiente de aprendizagem mais rico e mais excitante (divertido)... a nossa preocupação são as novas compreensões e as novas capacidades que são possíveis através da utilização da tecnologia" (16). **Hoje em** dia, os estudantes parecem estar bastante ansiosos para empregar a tecnologia em quase todas as tarefas. Os estudantes de ESP apresentam a maior parte das suas tarefas fazendo uma boa utilização da tecnologia. Pesquisam na Internet, utilizam livros electrónicos, utilizam software para criar os programas necessários, etc. No entanto, quando se trata de línguas, sentem-se muitas vezes desencorajados se as aulas parecerem basear-se apenas em manuais escolares. O ESP é uma abordagem do ensino das línguas em que todas as decisões relativas ao conteúdo e ao método se baseiam no motivo de aprendizagem do aluno. Os estudos anteriores sobre

---

[16] S.Zivcovich, Constructivism- an emerging trend in ESP teaching and learning, Universidade de Nis Serba, 2016

a investigação no domínio do ESP demonstram que a globalização é o fator que mais influencia o ESP e o seu aparecimento, mas não o afirma claramente.

Aprendizagem combinada (BL)

A tecnologia pode ser uma ferramenta suplementar vital para o ensino e a aprendizagem da língua inglesa, no entanto, temos de considerar todos os aspetos da utilização da tecnologia nas nossas aulas. Considerar a dupla face da tecnologia é o fator-chave na aplicação do CALL (Saeedi, 2016, p.41). Temos de prestar atenção ao tecnocentrismo e à falta de experimentação na aplicação do CALL. Os professores não devem hesitar em utilizar a tecnologia nas suas salas de aula. Os programas e ferramentas baseados na tecnologia podem ser considerados um meio prático e conveniente para o ensino e a aprendizagem da língua inglesa. No entanto, isto pode não ser possível quando os professores não têm formação adequada. E uma outra lacuna que vem à tona no ensino da língua inglesa nos países em desenvolvimento é a falta de instalações e recursos mínimos. Alguns professores utilizam eficazmente as ferramentas digitais disponíveis para tornar a aprendizagem efectiva, mas são poucos. Tafazoli argumenta que o curso baseado na tecnologia é melhor considerado como um motivador para os alunos. As atitudes dos alunos, dos professores, dos administradores e dos pais definem se os objectivos e as metas podem ser alcançados de forma eficaz e adequada através de ferramentas baseadas na tecnologia. O estudo investigou as atitudes dos estudantes de ESP em relação à aprendizagem mista (BL) nos institutos de gestão de Assam. A frustração dos estudantes foi bastante acentuada quando afirmaram que preferiam a aprendizagem mista, mas que os professores eram ineficazes em muitas ocasiões na gestão da aprendizagem mista. Para além disso, as ferramentas digitais também eram obsoletas. Os estudantes concordaram com o facto de, na maior parte das vezes, a ligação à Internet ser lenta e os computadores não funcionarem. Os alunos apreciaram muito o BL. Pode concluir-se que a maioria dos estudantes, acompanhando o desenvolvimento moderno da tecnologia, se sente à vontade com a tecnologia e acredita que esta pode poupar-lhes tempo e esforço. Livro eletrónico O livro eletrónico ou e-book é um livro que utiliza a tecnologia informática para fornecer informação multimédia sob a forma de um formato compacto e dinâmico. A informação apresentada no livro eletrónico é mais rica do que nos livros convencionais. Além disso, a maioria dos professores e alunos tem o desejo de pagar para que as novas ferramentas tecnológicas sejam úteis nas suas aulas. Precisam também do apoio da administração para aplicar ferramentas de base tecnológica nas suas aulas de línguas. Pode concluir-se que a inclusão de ferramentas de base tecnológica nas aulas de línguas é benéfica para o processo de ensino-aprendizagem de línguas. Ao criar uma atitude positiva na mente dos alunos relativamente à utilização da tecnologia e dos computadores nas suas aulas, pode afirmar-se que o contributo deste curso para o sistema educativo é notável. Dada a nova tendência no ensino e aprendizagem baseados na tecnologia, bem como as novas exigências de implementação da tecnologia nas escolas e universidades, existe uma necessidade premente por parte dos estudantes de desenvolverem uma atitude positiva em relação aos cursos baseados na tecnologia e à sua incorporação no seu currículo. Hutchinson e Waters (1987) explicam o ESP como uma abordagem ao ensino de línguas em que todas as decisões relativas ao conteúdo e ao método são tomadas com base no objetivo de aprendizagem do aluno". No entanto, é de notar que o ESP deve ser considerado uma "abordagem" ao ensino e não um produto. Não devemos esquecer que os alunos que não falam inglês como primeira língua e língua principal são designados por alunos de meios que não falam inglês ou inglês como segunda língua (ESL), porque os alunos

podem aprender várias línguas antes de aprenderem inglês. Os professores precisam de receber formação sobre a forma como devem transmitir informação aos alunos que não falam inglês; devem saber como formular a sua informação e a velocidade, tom e altura da voz. Westwood (2004) é de opinião que, para ultrapassar os obstáculos de aprendizagem enfrentados pelos alunos de meios que não falam inglês, recomenda-se que o ensino seja efectuado utilizando uma abordagem bilingue, de modo a que a língua materna possa complementar e apoiar a aprendizagem da nova língua. O professor pode recorrer à língua materna para fazer valer um ponto de vista. No entanto, isso nem sempre é possível (p. 63). O professor também descreve alguns dos problemas de aprendizagem na sala de aula para alunos de meios que não falam inglês
incluir:
- Dificuldades de compreensão auditiva devido ao vocabulário limitado, à má compreensão da sintaxe e à velocidade a que os outros falam.
- Dificuldades de leitura devido a diferenças na fonologia básica, vocabulário visual limitado e (ao ler ficção) não ter tido uma experiência em primeira mão das situações ou contextos que estão a ser descritos.
- Incapacidade de se envolver de forma significativa em novas informações, conceitos e problemas devido à falta de compreensão da linguagem associada.
- A dificuldade de comunicação pode também limitar as interacções sociais com outras crianças.

Qual é o impacto que estamos a causar aos alunos em relação à utilização da tecnologia nas salas de aula? As escolas, os institutos de gestão e as universidades reivindicam um ensino melhorado pela tecnologia. Significa isso que a interface humana não é necessária? A utilização mínima de professores e a utilização máxima de tecnologia podem não ser o melhor método. Este estudo examina as tendências do ensino da língua inglesa para melhorar as competências exigidas aos profissionais, sejam eles médicos, engenheiros, advogados, etc. As novas tendências e desenvolvimentos no domínio do ensino do inglês estão a entrar no panorama educativo. Mais ainda num país como a Índia. Pode observar-se que os estudantes que estudam na Índia se deparam com um enorme fosso entre a metodologia de ensino e a dura realidade das competências linguísticas dos estudantes. O grande fosso entre as metodologias de ensino e os níveis de confiança dos alunos afecta as oportunidades de emprego de milhares de estudantes na Índia. Além disso, o elemento mais importante do ESP é o estudo das necessidades. E a necessidade de formação dos professores que ensinam inglês para formar os alunos para a empregabilidade não pode ser ignorada. As condições dos desempregados com formação expõem a necessidade de programas meticulosos de desenvolvimento profissional para os professores que ensinam inglês. Além disso, os professores devem trabalhar em estreita colaboração com os alunos para compreenderem as suas necessidades e definirem uma metodologia eficaz para os formar. Os professores devem ir para além dos manuais escolares e quebrar as barreiras do processo de ensino. Se os professores de inglês forem expostos à realidade dos desafios da indústria, o fosso entre o ambiente académico dos alunos e o local de trabalho poderá ser reduzido e as competências de empregabilidade dos alunos serão melhoradas.

Aprendizagem eletrónica

Embora haja uma variedade de definições, podemos concordar que a aprendizagem eletrónica é a aprendizagem através da utilização da tecnologia eletrónica como meio de apresentação e distribuição de informação. A televisão educativa e as emissões de rádio estão incluídas na definição de e-learning. O ensino por rádio e televisão é também considerado uma forma de aprendizagem eletrónica. No entanto, é consensual que a aprendizagem eletrónica atinge a sua forma definitiva quando se associa à tecnologia da Internet. A aprendizagem baseada na Internet ou aprendizagem baseada na Web, na sua forma mais simples, é o sítio Web utilizado para apresentar materiais de aprendizagem. Este método permite que os formandos acedam aos recursos de aprendizagem fornecidos pelos oradores ou facilitadores sempre que desejarem. Se for necessário, também pode ser fornecida uma lista de correio eletrónico específica para o sítio Web de aprendizagem, que serve de fórum de discussão. É inegável que a aprendizagem eletrónica exige um elevado nível de autodisciplina e de gestão do tempo pessoal. Os e-formandos precisam de estar auto-motivados para poderem tirar o máximo partido deste meio, uma vez que, muitas vezes, a experiência de aprendizagem em linha pode ser impessoal. Tanto os professores como os alunos podem ter competências informáticas limitadas ou não se sentirem à vontade com a comunicação eletrónica e precisam de aprender a utilizar o meio de forma eficaz. Na era da concorrência global, as TIC oferecem aos estudantes a oportunidade de obterem informação adequada. As TIC constituem um poderoso ambiente de aprendizagem para os alunos na sala de aula. Muitos países investem na integração das TIC, uma vez que estas são vistas como uma ferramenta eficaz para renovar a prática educativa em qualquer domínio

Salas de aula invertidas

Um número crescente de educadores em todo o mundo e mesmo em muitos institutos de ensino os professores estão a trabalhar para inverter a aprendizagem, substituindo as aulas tradicionais por tutoriais em vídeo, uma abordagem popularmente designada por "sala de aula invertida". Mas será que é eficaz? A preocupação do investigador é que, se continuamos a confiar nas aulas teóricas como a nossa principal forma de transmitir conteúdos, qual é afinal o objetivo de inverter as salas de aula? Normalmente, os alunos são incumbidos de ver um vídeo carregado pelo professor como trabalho de casa, libertando o tempo de aula que costumava ser gasto a ouvir palestras para actividades práticas e aplicação de conhecimentos, que costumavam servir de trabalho de casa. Os alunos podem escolher o que consideram relevante aprender a partir da informação requerida. Os alunos podem não utilizar as salas de aula invertidas em seu benefício. Poderá haver outra metodologia que possa ser aplicada com o professor ao lado? Eliminar o professor não é uma boa ideia. Em conclusão, nesta comunidade em desenvolvimento, houve várias reformas e investigações dedicadas à forma de conduzir as aulas de ESP. Mas, até aos dias de hoje, a utilização de métodos tradicionais durante as aulas é considerada o principal modelo de ensino de inglês geral e específico. Nos últimos 10 anos, a utilização da tecnologia em todos os sistemas de ensino das disciplinas tornou-se a era digital de qualquer domínio. Uma componente significativa do ensino do ESP é a capacidade do professor de criar na audiência uma atmosfera de comunicação real e de disputa produtiva. Os alunos só adquirem competências comunicativas sustentáveis quando têm a oportunidade de as utilizar na cooperação com os outros. Claramente, de forma inadequada, o professor pode ser considerado como a única língua inglesa, com a qual se pode exprimir, os alunos, e medido o tempo para fazer uma conversa com cada aluno durante o processo de ensino ou aprendizagem, no entanto, o professor está preocupado com o facto de estar limitado na sala de aula. É por isso que a utilização de tecnologias e programas modernos durante as aulas abriu novos caminhos e inovações para o ensino do ESP.

1.1 Abordagem dos géneros no ensino do ESP

Neste mundo em rápida evolução, as reformas educativas e as investigações no âmbito do ensino de línguas estrangeiras estão atualmente a trazer novas tendências e estratégias no sistema de metodologia. Uma vez que o ensino do inglês para numerosos fins académicos, profissionais e específicos tem surgido com abordagens e metodologias inovadoras, tem sido um fator crucial que supõe o reforço e a reforma do inglês específico para incentivar os estudantes cuja profissão e objectivos de aprendizagem estão relacionados com aspectos não linguísticos. Relativamente aos antecedentes históricos do ESP (inglês para fins específicos), o inglês geral é reconhecido como um aspeto dominante da língua inglesa para trabalhar com qualquer tipo de disciplina, como medicina, direito, negócios e outras. Do ponto de vista teórico, é fundamental abordar os antecedentes históricos e as características explícitas do ESP que dão toda a noção do tema. O Inglês para Fins Específicos tem sido considerado uma esfera gratificante nas últimas três décadas. De acordo com uma abordagem centrada no aluno, considera-se que o principal objetivo é promover o desenvolvimento das necessidades específicas dos alunos, de modo a melhorar as suas competências profissionais e vocacionais. Para compreender e identificar os principais objectivos do ESP, é crucial orientar-se para as fases históricas do desenvolvimento do ESP. Analisando as etapas cronológicas dos antecedentes históricos, é compreensível conhecer as bases de dados e as tendências actuais das profissões docentes relacionadas com algumas das suas características e elementos-chave. Hutchinson e Waters descobriram as primeiras origens do Inglês para Fins Específicos (ESP) no final da Segunda Guerra Mundial. De acordo com a sua teoria, "na humanidade que se aproximava, a maioria das pessoas salientava a importância de aprender inglês, que tinha sido considerado a língua internacional aceite. Mas outro grupo, que não estava habituado a falar em inglês, reflectiu que esta é a nova língua franca que pode ser utilizada no caso de comunicação intercultural centrada em negócios, assuntos diplomáticos, questões médicas e publicações nos meios de comunicação social. Ao longo do ano anterior, as grandes transformações e tendências no mundo dos negócios provocaram o desenvolvimento do ESP como disciplina autónoma". De acordo com vários académicos, o ESP surgiu devido às reformas da economia mundial, à emergência da tecnologia, às questões do universo global, bem como ao elevado número de estudantes provenientes de diferentes países que se deslocam aos países de língua inglesa. Além disso, de acordo com os académicos Johns e Dudley Evans, muitos conceptualizaram a importância de aprender inglês como a principal ferramenta para adquirir novos conhecimentos, juntamente com valores de comunicação entre comunidades internacionais. Na primeira fase de desenvolvimento do ESP, a análise de artigos ou revistas de escrita seriam os principais factores deste fenómeno. É razoável que a tendência tenha transformado uma atitude importante em relação ao sistema de vocabulário e às suas características subtécnicas. Promovendo a ideia de Smoak, ele apresenta características duais do ensino do vocabulário tanto para a comunicação como para o domínio profissional que envolve várias técnicas e estratégias. Como este estudo inclusivo da língua em jornais específicos deu uma atenção muito positiva e precoce ao léxico funcional, este captou um foco essencial na forma e ofereceu pouca explicação sobre o porquê e como as frases eram construídas e relacionadas como eram. Quando se trata de características significativas do ESP, a abordagem das definições pode ser uma forma correcta de identificar as principais características. Dudley-Evans e St John pressupõem três descrições bem conhecidas sobre o papel do inglês específico na atualização da competência profissional no seu trabalho sob o nome "Implementations in ESP; a multidisciplinary approach". A primeira é a apoiada por

Hutchinson e Waters, que entendem o ESP como uma abordagem e não como um produto, o que significa que "não implica um tipo particular de língua, material didático ou metodologia". Esta pode ser considerada a mais geral das definições. John Evans mencionou de forma semelhante a definição de Strevens, que aponta para a expressão do ESP, diferenciando as suas características ilimitadas e variáveis. Entre algumas das características absolutas, mencionou a associação do ESP com outras áreas disciplinares e profissões através da aplicação das suas abordagens e actividades, a sua aplicação e análise da linguagem relacionada com um canto específico e o seu contraste com o inglês geral. Além disso, as duas características que variam são a sua limitação em termos de competências a aprender e a falta de uma metodologia pré-estabelecida.[17] De acordo com Anthony, o ESP é normalmente proposto a profissionais ou estudantes de nível superior com alguma aprendizagem fundamental da língua-alvo, mas não se restringe completamente a estas populações. Todas estas características absolutas e variáveis realçam a natureza intencional do ESP como uma abordagem que se forma de acordo com as necessidades do aprendente. [18] Apesar de reconhecerem os pontos fortes destas definições, Dudley-Evans e St John insistiram na ideia de que o ESP não deve ser definido nem como um campo direcionado para o conteúdo da disciplina nem como uma área diferente do Inglês Geral. O ESP, enquanto disciplina que se esforça por satisfazer os pré-requisitos de uma população específica de estudantes, envolve metodologias e materiais da disciplina que visa, além disso, depende da linguagem usada e da análise do discurso. [19] St. John envolveu particularmente três pressupostos: O ESP tem de estar

---

[17] A.Ishkov, "ESP as a new specific way of Teaching English" (O ESP como uma nova forma específica de ensinar inglês). 2016.

[18] A.Anthony, "Integrating ESP in teaching English" (Integrar o ESP no ensino do inglês).2016.

[19] Dudley-Evans, St. John, "Análise de géneros no ESP".2016

relacionado com domínios pormenorizados, utilizar uma metodologia distinta da utilizada no Inglês Geral e destinar-se a aprendentes adultos de nível intermédio a avançado.

Strevens também enfatiza a definição semelhante dos pressupostos acima mencionados, que é considerada a mais prática e abrangente, enquanto Evans e John alteraram este pressuposto, deixando a conceção que implica que o Inglês Geral é absolutamente distinto do ESP. De acordo com Smoak, "o ESP é o ensino de inglês baseado em requisitos autênticos e directos dos aprendentes. O ESP baseia-se nas necessidades e é orientado para as tarefas". Por outro lado, Gatehouse chamou a atenção para o próprio nome da área no seu artigo "Main Factors in English for Specific Purposes", em que examinou a conotação da palavra "específico" e verificou que está associada à especificidade do objetivo desta área de ensino. Todas as definições e explicações anteriores tiveram contributos substanciais, chegando à importância do ESP, com as suas características distintivas do Inglês Geral, para dar instruções claras e resultados esperados no que diz respeito às necessidades dos aprendentes, na medida em que estes podem fazer no seu trabalho ou vocação. Por outro lado, o ESP visa prosseguir a aprendizagem de línguas dos alunos, aceitando os seus principais objectivos de aprender inglês para comunicar na era da globalização, com a ajuda de métodos, abordagens e instruções adequados. Uma vez que o ESP foi considerado como um meio principal para lidar com outros domínios do mundo em desenvolvimento, os conceitos de género e análise de género surgiram no âmbito do ESP, com o objetivo de identificar e analisar tipos de linguagem escrita e falada. Do ponto de vista de várias teorias cépticas, o género é explicado de formas distintas, aceitando o quadro da linguística aplicada. As principais explicações essenciais foram fornecidas no caso de numerosas estratégias de investigação baseadas na análise do género. Existem várias fases de definição do conceito de género. De acordo com Miller, o género é reconhecido como uma ação retórica com um princípio aberto de classificação de géneros relacionado com a prática, enquanto o sistema fechado está associado à estrutura, matéria ou objectivos.[20] A análise e a investigação dos géneros concentram-se principalmente na correlação entre o texto e o contexto, em vez de utilizarem apenas as características do texto. Revelando o segundo princípio para a definição dos estudos de género, a teoria é apoiada por Martin, incluindo as concepções da linguística funcional sistémica. Ele salienta que o género é representado como uma atividade social prática, passo a passo, baseada em objectivos, em que as pessoas participam como participantes de situações reais. A terceira dimensão é vista a partir dos termos do Inglês para Fins Específicos, que implica vários eventos comunicativos relativos às propriedades dos fins comunicativos. No que diz respeito às teorias de alguns académicos, quando se procede à análise dos géneros, existe uma base para fundar o próprio género. Esta teoria constitui um procedimento fundamental nos trabalhos de ESP, dependendo da validade da análise do género. As estratégias fundamentais dos estudos de género baseiam-se principalmente na ênfase dos elementos estruturais dos textos. Estas abordagens tratam por vezes de aspectos diferentes e de abordagens e pontos de vista teóricos distintos.

Quanto a Bhatia, chegou à seguinte conclusão sobre o género e as investigações sobre o género em domínios específicos, bem como no trabalho em ESP, e apresentou as seguintes características dos estudos de género:

"1. os géneros são eventos comunicativos reconhecíveis, caracterizados por um conjunto de propósitos comunicativos identificados e mutuamente

---

[20] A.Miller, "Genre in Linguistic Traditions;English for Specific Purposes".2017

compreendidos pelos membros da comunidade profissional ou académica em que ocorrem regularmente.

2. Os géneros são construções altamente estruturadas e convencionalizadas, com restrições às contribuições permitidas, não só em termos das intenções que se pretende exprimir e da forma que frequentemente assumem, mas também em termos dos recursos léxico-gramaticais que se podem empregar para dar valores discursivos a essas características formais... Os membros estabelecidos de uma determinada comunidade profissional terão um conhecimento e uma compreensão muito maiores do uso e da exploração dos géneros do que aqueles que são aprendizes, novos membros ou estranhos.

4. Embora os géneros sejam vistos como construções convencionalizadas, os membros especializados das comunidades disciplinares e profissionais exploram frequentemente recursos genéricos para expressar não só intenções 'privadas' mas também organizacionais no âmbito das construções de 'propósitos comunicativos socialmente reconhecidos'. Afirma também que os géneros são considerações de culturas disciplinares e estruturais e, nesse sentido, centram-se em acções sociais inseridas em práticas disciplinares, profissionais e outras práticas institucionais. Discute ainda que os géneros disciplinares e especializados têm fiabilidade de análise, que é frequentemente reconhecida com referência a uma sequência de factores textuais, concisos e relativos.[21]

Ao abordar o pressuposto de Khiati Nadia , ela salienta que o género está especificamente relacionado com a utilização da língua no contexto comunicativo pretendido para exprimir a utilização esperada da língua em função dos objectivos comunicativos da disciplina ou requer formas estruturais organizadas relacionadas com a utilização de aspectos léxico-

---

[21] C.Bhatia, " Genre in Linguistic Traditions:English for Specific Purposes".2017 .

gramaticais e discursivos.[22] Esta abordagem de análise baseada no género é semelhante ao atual estudo intercultural e interlinguístico que demonstrou as investigações das particularidades informais do género jornal chinês e inglês sobre os problemas diários da comunidade. É possível perceber as características e estruturas discursivas do enquadramento do jornal com base no contexto comunicativo para expressar objectivos comunicativos específicos. A partir das relações de direção sistemática, as investigações de géneros podem ser particularmente definidas numa variedade de géneros que se baseiam em análises textuais, bem como em análises contextuais e sociais relativas ao ponto de vista de Flowerdew. Todos os requisitos da análise de géneros no ESP podem ser considerados como estando correlacionados entre si e não separados uns dos outros. Uma análise textual minuciosa, juntamente com uma análise contextual, devem equilibrar-se mutuamente, a fim de promover uma compreensão clara do género no sistema de investigação. A maioria dos trabalhos de análise de géneros está relacionada com a análise textual e estrutural, que se baseia em estruturas genéricas, para além da análise funcional relativa a etapas e à estrutura esquemática. Estas descobertas formaram várias percepções e contribuíram grandemente para os estudos tradicionais de género e de retórica contrastiva.[23] Por outro lado, não são todas as definições da noção de género que representam as diferentes estratégias que investigam como os escritores utilizam várias linguagens para expressar materiais de forma sociocultural. O género, em termos dos estudos actuais, é expresso como um meio revelador e sistemático e não como um meio inflexível. Esta dimensão envolve definições de peculiaridades de textos, principalmente estruturas sistemáticas, juntamente com um ponto de vista contextualizado sobre o

---

[22] Dr.Khiati Nadia " Utilizar a abordagem baseada no género em ESP" .2018
[23] Dr.Khiati Nadia" Utilizar a abordagem baseada no género no ESP".2018

género, contendo reflexões de como os textos foram formados, apresentadas nos trabalhos de L. Kress e Devitt. Esta perspetiva sobre o género pressupõe que os significados genéricos são interpretados entre e através dos textos, tanto na leitura como na escrita. Além disso, o contexto em que um género é formado e utilizado é outro foco da análise dos géneros. De outra perspetiva, Devitt afirma que esta perceção considera o género como linguístico e vigoroso, incorporando procedimento e conteúdo, produto e processo, indivíduo e sociedade, e não tão facilmente como estrutura de categorização e método de estruturas linguísticas.[24]

Estudos inovadores de géneros retóricos

Os estudiosos inovadores de géneros retóricos, segundo Miller, **salientaram** que o género surge da ação social recorrente em situações imediatas que aumentam as mudanças de fiabilidade na forma e no conteúdo. Considerando que algumas descrições de género estão ligadas a regularidades textuais, principalmente em obras literárias, como comédias, tragédias e romances, abordando os tipos de obras que as distribuem em géneros distintos que têm as suas próprias características quanto às perspectivas ficcionais.[25]

No entanto, até à data, a tradição da análise de géneros emergiu através da análise de géneros retóricos em disciplinas não linguísticas, trazendo uma nova tendência para o sistema de análise de géneros não só em domínios linguísticos, mas também não linguísticos. No entanto, como afirma Medway, as concepções anteriores sobre o género não deixaram de significar tipos ou tipos de discurso, tendo em conta comparações estreitas de conteúdo e forma, nem de ligar a noção de género à associação de realidades linguísticas e substantivas na interação humana.[26]

---

[24] L. Kress, Davitt "Desenvolvimento de estudos de géneros ESP".2018.
[25] C.Miller "Abordagem de género em inglês para fins específicos", 2017
[26] V. Medway, "Genre analysis: a key to a theory of ESP", 2016, The University of Birminham.

Representando estas concepções sobre estudos de géneros noutras disciplinas, é essencial que a análise de géneros do ESP se tenha tornado um fenómeno crucial na identificação de características genéricas do ESP. A análise dos géneros do ESP tem a sua própria origem histórica em muitos trabalhos de académicos que apresentam elementos do discurso, estrutura e características linguísticas dos textos. No que diz respeito à investigação em ESP, existe uma estratégia típica de orientação em ESP para a expressão de géneros específicos da língua-alvo e das características do discurso. Outras investigações examinadas no processo de análise são apresentadas no sistema de currículo e ferramentas de ensino, materiais e recursos do ESP. De acordo com a tradição da análise dos géneros do ESP, os elementos do discurso são normalmente expressos no caso de "movimentos" e, além disso, a competência comunicativa desempenha um papel significativo. O género retórico inovador tem um grande impacto no desenvolvimento da análise dos géneros em ESP. O conceito de Miller de "género como ação social" é extremamente dominante na investigação em ESP. Nesta perspetiva, um género é explicado, não no âmbito da substância ou da forma do discurso, mas nos movimentos que é operado para alcançar. Tendo em conta a obra de Swale dedicada à análise de géneros, que inclui toda a informação sobre a origem, as teorias, os argumentos e as instruções da investigação de géneros em ESP, o género é descrito como eventos comunicativos.[27]

Desde que o campo do ESP surgiu como uma nova tendência na esfera do ensino da língua inglesa, com o objetivo principal de apoiar os estudantes de outras profissões no ensino secundário dos países cuja língua-alvo é o inglês. Assim, é possível observar muitas subdivisões, como o inglês para fins profissionais, o inglês comercial, o inglês médico,

---

[27] T. Swale, "Thy effectiveness of genre-based approaches in teaching professional skills", 2017.

o inglês jurídico e outros. Os fundamentos do ESP provêm da linguística, onde surgiu a primeira tendência para analisar as características gramaticais dos textos dedicados a trabalhos científicos. No âmbito da linguística, as obras literárias podem ser diferenciadas pelas suas características estilísticas, ao passo que é essencial ver a propriedade estilística dos géneros científicos apenas no âmbito da ciência de várias disciplinas. Os investigadores do ESP começaram a prestar atenção à análise dos elementos do discurso que contêm o foco principal nas funções retóricas, tais como descrições, narrativas, explicações, classificações, comparação e contraste, causa e efeito em materiais específicos, de acordo com a teoria de Trimble[28] . Quanto à importância dos géneros, é crucial abordá-los no ensino do ESP. Muitas investigações e conclusões baseadas no género ESP estão relacionadas com as teorias de Swale. Todas estas teorias baseadas nas conclusões resultaram no processo de análise e experimentação da estrutura do discurso e dos aspectos linguísticos em muitas fontes ou materiais específicos: dissertações, artigos académicos ou científicos, teses, candidaturas a emprego, anúncios comerciais, documentos oficiais legais, seminários tutoriais, palestras académicas e os textos que os alunos devem adquirir nos seus estudos no ensino secundário. Uma das técnicas mais úteis de análise de géneros é essencial, com as suas características particulares, denominada modelo CARS (Create a research space), que provém das investigações e dos trabalhos de Swales e tem as suas próprias funções de expressar e clarificar a estrutura do discurso e os seus elementos em artigos de investigação científica, contabilizando uma série de movimentos.

As formas de demonstrar as características da língua na tradição dos estudos de géneros do ESP apontam para a língua na perspetiva de factores

---

[28] A.J.Trimble "Preparação e implementação da abordagem baseada no género em salas de aula não académicas", 2015.

pedagógicos. No que se refere à experiência da escola de Sydney, alguns cientistas, Martin e Rose, utilizam sobretudo a estrutura esquemática para identificar elementos do discurso nos textos, em vez de utilizarem a estrutura sistémica durante a análise[29] . No que diz respeito à análise de géneros com estrutura esquemática, as fases de início de cada parte dos textos são reveladas com as sequências de movimentos como estas: a primeira função refere-se à organização do território de investigação, a segunda função é dedicada à organização de uma técnica adequada para iniciar a secção de abertura ou a introdução de artigos científicos, dissertações ou teses de mestrado, o movimento 3 inclui a declaração do objetivo do trabalho de investigação do autor e a duração da esquematização noutras secções do artigo ou trabalho. Este modelo, nas tradições actuais de escrita de artigos de investigação, é amplamente utilizado em partes introdutórias de outros géneros, como teses, dissertações e outros. No entanto, nos géneros académicos, a análise das estruturas do discurso é, de certa forma, limitada. Os géneros de áreas não linguísticas relacionados com as investigações da análise de géneros ESP incluem as áreas de documentos oficiais, cartas de candidatura, jornais, procedimentos legais, documentos comerciais, contratos de questões políticas ou económicas, assuntos educativos, propriedades ecológicas, textos médicos e outros. Os trabalhos de Bhatia fornecem uma grande quantidade de investigações baseadas em géneros profissionais, concentrando-se especificamente no sistema de uma abordagem Texto-Primeiro ou Contexto-Primeiro para efeitos de análise alargada do modelo de género. Por isso, Bhatia e outros académicos sugerem que, se o investigador preferir analisar os padrões discursivos e as características linguísticas do texto, pode utilizar a abordagem "texto primeiro", ou se

---

estiver interessado no contexto dos textos, pode utilizar a abordagem "contexto primeiro". Neste caso, não existe uma regulamentação rigorosa para a utilização destas abordagens na sua ordem, embora isso dependa do objetivo da análise do género do autor, como a concentração em primeiro lugar nas características discursivas ou linguísticas ou nas características contextuais do texto fornecido. De acordo com a perceção de Swales, é vital mencionar que a abordagem comunicativa foi a questão dominante que representa a decisão do investigador em identificar o texto fornecido como um exemplo de um determinado género. Neste modelo de investigação inovador, o género tem as suas próprias diferenciações, dependendo de vários objectivos, e cada tipo é diferente um do outro devido aos factores acima referidos. Além disso, os exemplos linguísticos e retóricos adequados de um género podem ser vistos com o objetivo de descobrir diferenças na abordagem comunicativa. Do ponto de vista de Rogers e Swales[30] . Por exemplo, de acordo com a ideia de Bhatia, os relatórios anuais ou os relatórios políticos podem ter uma finalidade comunicativa, mas são diferentes noutros domínios, como a disciplina, a profissão ou o contexto de utilização.[31]

Direcções recentes nos estudos de géneros do ESP

A análise dos géneros do ESP tem sido considerada um método importante de investigação na análise dos aspectos contextuais dos géneros, tendo em consideração o significado da estrutura e das características linguísticas dos textos, de modo a concetualizar as características sociais e contextuais dos géneros. Nos últimos anos, a análise tem vindo a ser realizada no modelo de programa assistido por computador, ajudando a analisar textos maiores com muita facilidade. Na investigação de Biber descobriu-se um vasto âmbito de variação

---

[30]F.Roger e T.Swale "Genre-approach in ESP", p2017,p69
[31] C.Bhatia, " Genre in Linguistic Traditions:English for Specific Purposes".2017

linguística dentro dos géneros que examinou, alguns dos quais descreve como "surpreendentes e opostos às expectativas populares", concluindo que "diferentes tipos de textos são complexos de formas diferentes" e que muitas das conclusões anteriores que foram realizadas sobre a linguagem de objectivos especializados "indicam a nossa compreensão parcial das características linguísticas da complexidade do discurso". Do mesmo modo, Hyland defende a especificidade no ensino e na investigação em ESP. O seu trabalho mostrou como a utilização da língua varia em termos de padrões retóricos e características linguísticas entre disciplinas, especialmente nos seus géneros escritos, e isto tem de ser tido em conta no ensino e na investigação de géneros com objectivos específicos[32] .

Investigações sobre o género nos estudos de ESP

Bhatia fornece várias etapas para a realização da experiência dos géneros, na sua lógica, os géneros escritos, embora não seja oportuno passar por todas as etapas que descreve, nem pela ordem em que são descritas. O primeiro passo é obter amostras do género a ser estudado. Bhatia recomenda a recolha de alguns textos seleccionados aleatoriamente para uma investigação exploratória, um único texto-padrão para uma análise exaustiva ou uma amostra mais ampla de textos, se for de interesse. O passo seguinte é compreender o que já se sabe sobre o género. Isto implica o conhecimento do contexto em que ocorre, bem como qualquer convenção que esteja normalmente associada ao género. Para obter informações sobre este assunto, é útil a literatura atual, como guias e guias, bem como orientações práticas sobre um género específico. Também é útil ver quais as análises de um género específico que já foram realizadas, consultando artigos de investigação ou livros sobre o assunto. A fase seguinte consiste em aperfeiçoar o estudo, identificando o autor do texto,

---

[32] M.Hyland, Universidade de Birmingham, 2016, p. 144.

o público do texto e a relação entre eles; ou seja, quem utiliza o género, quem escreve o género, quem lê o género e o(s) papel(is) que os leitores desempenham quando lêem o texto. É também necessário compreender a intenção ou o objetivo dos textos. Também é necessário ter em conta as tendências discursivas típicas do género, ou seja, a forma como os textos são normalmente organizados e como os textos são normalmente retratados ao longo do texto.

Importância do ensino dos géneros no ESP

A tradição do ensino baseado em géneros surgiu no ESP para ensinar todos os aspectos das disciplinas, a fim de melhorar as competências de escrita, não só em domínios não linguísticos, mas também em esferas linguísticas, centrando-se na abordagem baseada em processos para praticar situações de escrita individuais dos alunos. Desta forma, a abordagem baseada no género pode ser um modelo útil para o desenvolvimento do ESP. Este modelo está associado a críticas que ajudam os alunos a criar esquemas ou padrões fixos na sua mente para escreverem o seu produto. Hammond e Mackin-Horarick exploraram o facto de o ensino baseado em géneros poder ajudar os alunos a adquirir conhecimentos adequados e a analisar estratégias quando se deparam com textos e discursos, ajudando-os a participar com mais êxito nas interacções orais e escritas. No que diz respeito à teoria de Luke, este afirmou que o ensino dos géneros resulta na aceitação do modelo da posição e não exige necessariamente as consequências que esperamos do nosso procedimento de análise. Além disso, R. Smoak descreve a análise dos géneros como um dos factores-chave do ensino do ESP para fins profissionais, com base na sua experiência com estudantes de medicina. Por outro lado, apresenta como analisar textos de materiais autênticos com a língua autêntica do aluno durante as aulas. Porque, de acordo com a sua prática, os alunos têm tendência a ser desafiantes quando lhes ensina a ler e a escrever devido à diferença entre as áreas linguística e não linguística. Em relação aos seus conceitos, em primeiro lugar, para compreender o significado dos textos e escrever de forma clara e adequada, é crucial adquirir vocabulário técnico, bem como saber utilizar esses termos ou terminologias. Na segunda fase, a autora destaca a importância da abordagem baseada no género para ensinar ESP, enquanto o principal objetivo da análise do género em textos escritos ou falados é identificar as diferenças e semelhanças dos vários textos de acordo com o seu conteúdo, finalidade, estrutura e utilização da língua. Por exemplo, as revistas médicas, as conferências e os manuais escolares são diferentes uns dos outros. E os géneros da medicina são vários, com os seus subgéneros. Para ensinar estes elementos, é óbvio que é necessário conhecer os géneros da medicina. Em terceiro lugar, a autora salienta que a análise do discurso desempenha um papel fundamental na comunicação, na escrita ou na leitura de uma causa. O ESP tem o seu próprio vocabulário especial, frases, expressões idiomáticas e princípios gramaticais associados às comunidades discursivas.

1.3 Métodos interactivos eficazes no ensino da LE a adultos

Uma vez que se registaram muitos desenvolvimentos, reformas e novas invenções em todas as disciplinas, a necessidade de aprender uma língua estrangeira está a despertar cada vez mais a atenção da comunidade moderna. Este fator está a colocar uma grande responsabilidade e criatividade aos actuais e futuros professores da nossa sociedade. O principal problema é como conduzir as aulas e obter eficácia no processo de aprendizagem no ensino de línguas estrangeiras para os alunos que têm diferentes propostas de aprendizagem na sua proficiência. Por conseguinte, é extremamente importante selecionar métodos e técnicas adequados para alcançar os resultados esperados. Entretanto, os desenvolvimentos e descobertas pioneiros têm sido explorados em todos os domínios da educação e, até à data, as reformas e as gradações profundas relacionadas com o ensino de línguas estrangeiras, sobretudo do inglês, têm contribuído para aumentar a qualidade do ensino de línguas estrangeiras, tanto para os estudantes de línguas estrangeiras como para os estudantes que têm a sua própria especialidade. De acordo com Javid (32), a pedagogia do ensino da língua inglesa "sofreu enormes mudanças nas últimas décadas, e os alunos individuais e as suas diferenças tornaram-se as principais áreas de interesse" na investigação em ELT". O ESP é uma abordagem centrada no aluno e em alunos específicos, nas suas capacidades linguísticas e cognitivas. O núcleo é constituído por requisitos não linguísticos. Os cursos de ESP (tanto académicos como profissionais) destinam-se a estudantes que pretendem estudar inglês para trabalhar num contexto pós-académico ou para fins académicos num contexto pré-ocupacional. Yogman e Kaylani (1996) realizaram um curso de inglês para negócios de quatro semanas e apresentaram os seus resultados para confirmar que os alunos de ESP precisam de um certo grau de proficiência. o estudo de dois anos concluiu que o grupo experimental que os alunos de inglês para fins médicos (EMP) foram ensinados usando materiais didácticos concebidos localmente com base em necessidades linguísticas e não linguísticas. teve um desempenho visivelmente melhor não só em inglês mas também nas suas aulas de conteúdo. Muitos estudos de investigação no mundo árabe e noutros locais centraram-se nas idades, atitudes, estratégias de aprendizagem e motivação dos aprendentes (33). Sifakis define um aprendente de ESP como "uma pessoa que é especialista na sua própria área e que pode desempenhar adequadamente as suas várias funções na sua língua materna". Segundo Sifakis, os adultos com uma sólida formação académica, mas com deficiências de inglês, são aprendentes de ESP. De acordo com Dudley-Evans e St. John, os cursos de ESP são normalmente concebidos para adultos. Os comportamentos de aprendizagem dos adultos podem ser mais bem compreendidos quando comparados com os dos pré-adultos ou adolescentes, que são dependentes e são estritamente supervisionados pelos pais e professores. Sentem-se à vontade no ambiente restrito e direcionado das escolas e universidades formais. Prosseguem os seus estudos sem terem um objetivo claro em mente. Abbot (2012) referiu-se a este fenómeno como "aprendizagem sem quaisquer métodos eficazes e distintos para o ensino de qualquer língua estrangeira". As características da aprendizagem na idade adulta receberam muita atenção nas abordagens "centradas na aprendizagem e no aluno" dos anos anteriores (Hutchinson e Waters, 1987). De acordo com a investigação, a idade adulta de aprendizagem não está apenas associada à idade do aprendente, mas também à sua atitude de aprendizagem e "à forma como o aprendente aborda uma situação de aprendizagem". Um aprendente de ESP ultrapassou normalmente a fase de "confiança total no professor" e atingiu o "nível de maturidade em que pode não só avaliar a informação por si próprio, mas também tomar decisões sobre opções alternativas de procedimentos de aprendizagem". De acordo com Robinson, a aprendizagem na idade adulta exige que o ensino do ESP possa ser alargado para além da sala de aula e para outros modos, como o auto-acesso. O estudo, o trabalho de projeto, a aprendizagem cooperativa e outras formas de aprendizagem devem ser incorporados no programa curricular. De acordo com a investigação, os estudantes de ESP devem estar ativamente envolvidos. Para garantir a plena participação e o incentivo dos participantes no programa, os participantes foram envolvidos na recolha de materiais de conteúdo, na criação do currículo e na metodologia de ensino. Adams-Smith (2013) recomenda que o conteúdo dos cursos de ESP deve ser versátil para satisfazer as necessidades dos alunos, independentemente das suas ideias. Sifakis declarou que o papel dos professores de ESP se tornou abrangente e desafiante, com base nas tendências de aprendizagem dos adultos dos participantes nos cursos de ESP. Dudley-Evans afirmou que "consideramos o ensino do ESP extremamente importante". Consequentemente, utilizamos o termo "praticante" em vez de "professor" para sublinhar que o trabalho no ESP implica muito mais do que apenas o ensino".

Identificaram as cinco funções fundamentais dos profissionais do ESP que devem desempenhar o seu trabalho como um (n):

1. um professor
2. criador de cursos e fornecedor de materiais;
3. colaborador
4. um investigador;
5. avaliador;

O papel de um profissional de ESP como professor é "cada vez mais pronunciado à medida que a instrução se torna mais específica". De acordo com DudleyEvan, o ensino do ESP implica o ensino de competências relacionadas com as "macrocompetências" das quatro competências linguísticas, tais como "a importância de ouvir ou ler para aprender, ou seja, a importância de escrever para um público". Outros estudos de investigação também sublinharam a "grande exigência" de não se ter apenas conhecimento da linguagem do discurso científico. Tem-se argumentado que os professores de ESP não são "especialistas na área, mas no ensino do inglês", porque a sua disciplina é o inglês para a profissão, mas não o inglês para a profissão (35). Um professor profissional de ESP deve ser capaz de fazer a transição dos alunos de uma área profissional para outra sem demorar meses. Um praticante experiente de ESP apenas transporta as "ferramentas, estruturas e princípios de conceção de cursos" necessários e aplica-os a novas disciplinas de conteúdo. A conceção de cursos e a disponibilização de materiais relevantes é um dos aspectos mais importantes do ensino de ESP. As necessidades dos alunos de ESP são específicas e os materiais didácticos prontos a usar não se adequam aos seus objectivos de aprendizagem. Outro aspeto importante do processo de ensino do ESP é a seleção da metodologia ou metodologias adequadas. Muitos trabalhos de investigação permitiram compreender profundamente o facto de que nenhuma metodologia de ensino única pode ser suficiente para responder às necessidades diversas e únicas dos alunos e dos profissionais do ensino do ESP. Para ministrar um curso de ESP eficaz, é necessário escolher entre uma variedade de metodologias de ensino.

As exigências específicas dos desafios modernos no domínio do ESP obrigaram os profissionais do ESP a "deixar de seguir uma metodologia específica" e a escolher "técnicas e actividades a partir de um leque de opções de abordagens e metodologias de ensino de línguas", sendo esta tendência conhecida como abordagem eclética. Este método exige que o professor "decida qual a metodologia ou abordagem a utilizar com base nos objectivos da aula e nos alunos do grupo". Widdowson propôs que se utilizassem métodos de ensino adequados, posicionados "no próprio centro da operação, com a conceção de cursos destinados a satisfazer as suas necessidades" e a responder às suas exigências específicas. A análise científica das diversas necessidades linguísticas e não linguísticas dos aprendentes constitui a base de um curso de ESP bem sucedido, porque especifica "o quê" e o "como" desses cursos. Segundo Xiao-yun, o ecletismo no ensino de línguas defende que, embora nenhum método de ensino de línguas possa satisfazer todas as necessidades de ensino, muitos métodos podem. Os métodos fornecem conhecimentos que devem ser utilizados. Tornou-se um encargo adicional para os profissionais de ensino de línguas compreender as várias metodologias e abordagens de ensino, a fim de selecionar as mais adequadas, bem como as componentes destas, utilizando uma abordagem diversificada.

Hutchinson sublinhou a importância de ter em conta os aspectos metodológicos do ensino de ESP, a fim de satisfazer as necessidades individuais dos aprendentes de ESP. Foram identificados cinco princípios para justificar a resolução de problemas e a natureza orientada para as tarefas dos exercícios comunicativos: transferência de informação, lacuna de informação, quebra-cabeças, dependência de tarefas e correção de conteúdos. Como neste mundo em rápida evolução, a tecnologia está a desempenhar um papel crucial no avanço de todos os domínios da nossa civilização. O ensino da língua inglesa é considerado a fase inicial para melhorar as competências profissionais dos alunos, seguindo os regulamentos do ensino dos géneros ESP. Como exemplo, podemos ter em consideração a importância do ensino do inglês para futuros advogados, utilizando vários métodos interactivos para aumentar a competência comunicativa dos alunos. Do ponto de vista teórico, será melhor contemplar as estratégias e técnicas mais úteis e valiosas na utilização de métodos interactivos para melhorar a competência comunicativa dos alunos de ESP. Enquanto género do ESP, o processo judicial pode ser ensinado através de jogos e tácticas interactivas fascinantes, tendo em conta os desafios e as conquistas da questão a explorar. É de notar que os alunos que aprendem inglês para fins específicos, bem como os alunos cuja profissão é advogada, têm uma grande tendência para aprender uma língua estrangeira, a fim de desenvolver competências profissionais e aumentar a competência comunicativa. A fim de melhorar a competência comunicativa dos futuros advogados, são utilizados vários tipos de métodos interactivos durante as aulas de orientação tutória. No que diz respeito aos métodos interactivos mais notáveis e às suas técnicas, os seguintes métodos são considerados eficazes e práticos durante a maior parte das aulas, tendo sido ensinados e utilizados por muitos professores de ESP. Brainstorming, Stellar

Explosion, Think-Pair-Share, Snowball, The Philips 6/6, Case Study e outros podem ser formas abrangentes e razoáveis de desenvolver a competência comunicativa dos alunos, sobretudo através da melhoria da aquisição de vocabulário para um determinado tema (36). De acordo com S.T. Boghici, ele utilizou o brainstorming e a explosão estelar para os seus alunos no ensino da música, encontrando alguns desafios na utilização desses métodos na prática, no entanto, mais tarde, esses métodos começaram a ser postos em prática. Atualmente, os documentários sobre Direito estão a ser realizados em língua inglesa, pelo que o inglês é considerado um fator dominante na aprendizagem dos futuros advogados. Tendo em conta as várias dificuldades no ensino do Direito no que diz respeito à gramática, ao vocabulário, à fonética e a outras competências, podemos melhorar a competência comunicativa dos alunos com a ajuda de métodos interactivos. Assim, antes de melhorar a competência comunicativa dos alunos, é extremamente importante praticar o vocabulário. No início da aula, o professor explica o tema, introduzindo novo vocabulário associado ao tema. Depois de a imaginação e a cognição se formarem na mente dos alunos sobre o tema, será mais fácil para eles discutir e partilhar as suas opiniões durante as aulas. Enquanto o professor explica o processo judicial e pede aos alunos que descubram e troquem as suas próprias soluções para a questão dada, o brainstorming seria a experiência mais útil para resolver o problema dado, como por exemplo: o que é que está errado aqui com a decisão legal proclamada pelo juiz? Acha que é esse o direito do ser humano defendido neste inquérito judicial? O método Philips 6/6 consiste em formar seis grupos, aos quais se pede que produzam novas ideias em seis minutos a partir de um determinado tema. É comparável ao brainstorming e ao método 6/3/5, sendo o seu objetivo aumentar o espírito criativo. A organização do grupo consiste em estabelecer responsabilidades (4 membros, 1 secretário, 1 chefe de grupo que conduz as discussões e tira as conclusões). As vantagens deste método podem ser vistas no facto de facilitar a comunicação, a descrição de um grande número de ideias num curto período de tempo; desperta a criatividade e a imaginação de todos os membros da equipa, bem como a sua cooperação e competição. De acordo com este método, todos os membros do grupo podem participar na aula: os alunos fazem uma pergunta uns aos outros ou o professor coloca um problema sobre questões relacionadas com o crime e os alunos devem responder às perguntas e partilhar as suas próprias soluções em 6 minutos. No que diz respeito ao método Bola de Neve, na prática, este método envolve pequenos grupos de 4 a 6 membros do grupo, que trabalham em círculo. O círculo permite uma interação natural com o ambiente da sala de aula. O professor atribui um tema ao grupo. De seguida, cada membro do grupo recebe um papel e escreve as suas primeiras ideias sobre o tema dado. As opiniões devem ser expressas em poucas palavras, mas devem ser suficientemente claras para que os outros possam compreender o que a pessoa quer dizer quando as lê. Assim que todos tiverem escrito as suas ideias sobre o tema, cada aluno passa o seu papel ao aluno da direita. Este lê o papel e, por sua vez, escreve as suas ideias e comentários. Os seus comentários podem completar informação, desafiar e/ou questionar coisas que foram escritas pelo aluno anterior. Estes métodos podem ser muito úteis para intensificar a competência comunicativa dos advogados nas fases práticas das aulas, utilizando diferentes métodos interactivos, bem como estratégias deste método. A transformação da metodologia revela métodos, abordagens, técnicas e estratégias eficazes e produtivas para um progresso considerável e intensivo do ensino de línguas estrangeiras no sistema educativo moderno contemporâneo.[33]

Além disso, no que diz respeito aos pontos teóricos, conceitos e técnicas referidos, as estratégias de utilização de métodos interactivos, tal como se encontram posicionadas nos pressupostos e conceitos acima sublinhados, é extremamente crucial investigar e realizar formas eficazes de ensinar ESP com a ajuda de métodos e técnicas intensivos, em vez de se concentrar nos métodos tradicionais, enquanto a abordagem comunicativa é a principal tendência do mundo empresarial no ensino de línguas estrangeiras, utilizando vários métodos, tais como os métodos comunicativos e interactivos. Uma formação actualizada e com visão de futuro é aquela que confirma uma metodologia centrada na organização das actividades progressivas relacionadas com: aprendizagem, trabalho independente, associação, aprendizagem em grupo e trabalho interdependente. Dos arranjos dos métodos e técnicas de grupo cooperativo esperados por individualidades significativas da pedagogia e da psicologia romenas, é possível perceber numerosas quantidades de sistemas valiosos de métodos cooperativos sob a forma deste sistema. Os métodos e técnicas de ensino-aprendizagem interactivos em grupo podem incluir: o método de ensino/aprendizagem comum, o método do mosaico, a leitura compreensiva, a cascata, o STAD, o método de ensino em pequenos grupos; o método de competição em equipa; o método de troca de pares; o método da pirâmide; o método de aprendizagem histórica; a conversação experimental; o debate e a discussão em grupo; a definição de problemas em grupo; o jogo didático; o estudo de casos[34]. Os métodos e técnicas de consolidação e sistematização do conhecimento e de

---

[33] Aprendizagem interactiva e criativa dos adultos,Publicado por Elsevier Ltd. 2015,Universidade de Bucareste.
[34] E.Jendrych, Desenvolvimentos na utilização de métodos interactivos EFL, Universidade de Kozminski, 2015, p.119

confirmação e avaliação interactiva alternativa podem ser: mapa concetual percetivo; matrizes; cadeias cognitivas; diagrama de causas e efeitos; teia de aranha; técnica da flor de lótus; método ATQ (Responder-Atirar a bola Interrogar); cartões luminosos; portfólio individual e de grupo; diário reflexivo; estudo de caso; investigação. Os métodos e técnicas de resolução de problemas incluem: brainstorming, explosão estelar, métodos dos chapéus pensantes, montanha russa, mesa redonda motivadora; entrevista de grupo; Philips 6/6 e outros. O brainstorming, também designado por "avaliação suspensa", é um método interativo em que a resolução do problema em estudo ocorre após algum debate, discussão e demonstração de novas ideias. Cada um dos tópicos relaciona-se com uma ideia nova e pessoal, de modo a que se produzam tantas resoluções prováveis quanto possível e, ao relacioná-las, se possa encontrar a "chave" para a clarificação do problema em análise. O método de Brainstorming é relevante na resolução de algumas questões baseadas na aprendizagem da língua-alvo ocupacional, na compreensão de alguns termos profissionais e suas posições. O ambiente de trabalho deve ser descontraído, propício à produção de ideias novas e estimulantes, e à expressão sem restrições dos pensamentos, o que gerará uma resposta em cadeia. O método dado a conhecer por Alex F. Osborn em 1953 (Universidade de Buffalo, EUA) e centra-se em quatro regras, de acordo com o esquema: "procura de ideias; retardamento da perceção das ideias; grande quantidade de ideias; discussão de pensamentos produtivos". Os dois procedimentos pormenorizados deste método são: produção de ideias e avaliação de ideias. A explosão estelar é um método semelhante ao Brainstorming. Encoraja a inovação e a sua caraterística precisa é que começa a partir do centro da perceção (problema) e depois continua, divergindo do centro sob a forma de perguntas que orientam para a resolução do problema proposto. No processo de ensino-aprendizagem, durante as aulas, ela pode ser utilizada em vários casos. Vamos organizar a forma como este método pode ser muito eficaz. O método 6/6 da Philips consiste em formar seis grupos, aos quais se pede que emitam novas ideias em seis minutos a partir de um determinado tema. É semelhante ao brainstorming e ao método 6/3/5, sendo o seu objetivo intensificar o espírito criativo. A organização do grupo consiste em estabelecer responsabilidades (4 membros, 1 secretário, 1 chefe de grupo que conduz as discussões e tira as conclusões). As vantagens deste método consistem no facto de facilitar a comunicação, a elaboração de um grande número de ideias num curto espaço de tempo; estimula a criatividade e a imaginação de todos os membros da equipa, bem como a sua cooperação e competição. Um exemplo de aplicação na música poderia ser os domínios da história da música, da estilística musical, da estética musical, da teoria musical, etc.3.4. A sinéctica, o método da analogia, o método que permite a associação de ideias pertence a William J. Gordon, 1961, professor da Universidade de Harvard; "o significado da palavra "sinéctica" é "juntar elementos diversos". Este método favorece o aparecimento de novas ideias, a modificação de algumas delas e a sua combinação "como resultado da analogia mediada". O método visa a expressão totalmente livre dos participantes, o desenvolvimento da iniciativa de expressar ideias originais, de as associar e de reunir elementos que aparentemente não estão de todo ligados. O professor tem o papel de encorajar os alunos/estudantes a pensar de forma inconformista, procurando soluções através da digressão. A avaliação dos resultados terá em conta os indicadores futuros: ideias emitidas durante a fase do itinerário sincicial, hierarquia das soluções propostas, experimentação e aplicação do modelo sumativo"[35] .

---

[35] A.N.Yukhimenko, M.A.Mefodova, Interactive Teaching Methods a Means of Stimulating Reserves of Student Interaction, Universidade Federal de Kazan, 2017, p.34-56.

Resumo do primeiro capítulo

Na comunidade atual, como a globalização afectou dramaticamente todas as áreas do sistema educativo no mundo, tem havido muitas mudanças, transformações e novas exigências em relação a todas as disciplinas de campos linguísticos e não linguísticos. Muitos cientistas propuseram e aplicaram métodos, abordagens, estratégias e técnicas novas e actualizadas com base nas circunstâncias de alguns domínios e nas necessidades dos alunos. Além disso, as abordagens ao ensino de línguas estrangeiras têm atraído cada vez mais a atenção dos professores e alunos de hoje em dia, sendo a caraterística principal a forma de ensinar EFL eficazmente, que métodos devem ser ensinados e que materiais podem ser escolhidos para o efeito. O ensino do ESP é visto como um procedimento completamente distinto na condução de aulas como palestras, seminários ou tutoriais. Antes de nos relacionarmos com os métodos ou abordagens de ensino eficazes do ensino do ESP, é crucial ter em conta as opiniões, teorias e definições de vários académicos, como Dudley-Evans, R. Smoak, Robinson, Richards e outros, sobre o ESP. De acordo com as opiniões destes académicos, o ESP tem as suas próprias características e objectivos principais. Por exemplo, Dudley Evans define a noção de ESP de acordo com as seguintes características: Absoluta e Variável. Para ele, as características absolutas contêm;

1. O ESP é definido para responder às necessidades específicas dos aprendentes

2. O ESP utiliza a metodologia e as actividades subjacentes à disciplina que serve

3. O ESP centra-se na língua adequada a estas actividades em termos de gramática, léxico, registo, competências de estudo, discurso e género.

Características das variáveis

1. O ESP pode estar relacionado com disciplinas específicas ou ser concebido para as mesmas

2. O ESP pode utilizar, em situações didácticas específicas, uma metodologia diferente da do Inglês Geral

3. É provável que o ESP seja concebido para aprendentes adultos, quer numa instituição de ensino superior, quer numa situação de trabalho profissional. Pode, no entanto, destinar-se a aprendentes do ensino secundário

4. O ESP é geralmente concebido para estudantes de nível intermédio ou avançado.

5. A maioria dos cursos de ESP pressupõe um conhecimento básico do sistema linguístico.

Por outro lado, R. Smoak salienta os seguintes critérios ao definir a noção de ESP a partir da sua formação prática como professora de ESP na Universidade de Alexandria: supõe que ESP não é conhecer o vocabulário técnico de ESP, não existem pressupostos exactos sobre o ensino de ESP nas suas situações e os materiais de ensino devem ser adequados e autênticos. Para além disso, podemos deliberar sobre novos desenvolvimentos e inovações na esfera do ESP, tais como o programa CLIL, a utilização de tecnologias modernas, a condução das aulas em termos de abordagens baseadas na Internet e centradas no aluno. Quando se trata de abordar a aquisição de géneros do ESP, é essencial associar a abordagem baseada em géneros ao ESP. Neste caso, podemos abordar as teorias de Bhatia que fornecem as necessidades da análise de géneros, tais como "Os géneros são eventos comunicativos reconhecíveis, caracterizados por um conjunto de propósitos comunicativos identificados e mutuamente compreendidos pelos membros da comunidade profissional ou académica em que ocorrem regularmente". O principal objetivo da análise de géneros é identificar diferenças e semelhanças entre géneros no que diz respeito à sua finalidade, conteúdo, estrutura e utilização da língua.

Além disso, como já foi referido, o ESP tem implícitas as suas estratégias de ensino, bem como a psicologia, ao mesmo tempo que se constata que a seleção de materiais e métodos autênticos apropriados para aumentar as competências profissionais dos alunos do ESP. No ensino do ESP, o papel do professor pode ser diferente do dos professores que são líderes no ensino do inglês geral ou académico. Segundo DudleyEvan, o papel de um professor de ESP é "cada vez mais pronunciado à medida que a instrução se torna mais específica" e o ensino de ESP envolve o ensino de competências relacionadas com as "macrocompetências" das quatro competências linguísticas, tais como "a importância de ouvir ou ler para aprender, ou seja, a importância de escrever para um público". Durante o ensino do ESP, a participação dos alunos será tida em consideração no que ensinar e como ensinar a disciplina para melhorar as competências específicas necessárias à sua profissão. Por conseguinte, como método eficaz, os métodos interactivos podem ser uma das formas mais eficientes de criar um ambiente comunicativo e centrado no aluno para desenvolver os conhecimentos dos alunos relacionados com o género ESP.

CAPÍTULO II. MODELO DE ENSINO DOS GÉNEROS ESP PARA O DESENVOLVIMENTO DA COMPETÊNCIA PROFISSIONAL ATRAVÉS DA INTERACÇÃO

2.1. Análises das normas estatais sobre o TFL, currículo, programa de estudos, programas e literatura académica para especificações do género ESP

O papel e a influência do inglês na atualidade são cada vez mais importantes, tanto no mundo como no Uzbequistão. As principais razões para este fenómeno são a expansão da comunicação com o mundo após a conquista da independência e o aumento do desenvolvimento e das oportunidades de intercâmbio de informações na comunidade global. A posição predominante no espaço Internet em função da língua do conteúdo publicado é firmemente ocupada pelo inglês, o que constitui uma forte motivação para aprender inglês para aqueles que desejam promover as suas competências globais. Como já foi referido, desde a declaração de independência que a importância da língua inglesa tem vindo a aumentar em todos os aspectos da vida dos uzbeques. Atualmente, na República do Usbequistão, é dada grande atenção à reorganização radical do sistema educativo, que permitirá elevá-lo ao nível dos padrões modernos. Hoje em dia, é crucial que os professores tenham de rever os factores que se espera que melhorem os padrões do ensino superior de inglês, a modernização do conteúdo e a estrutura do ensino superior de inglês. Os especialistas precisam de elaborar novos mecanismos internos, aplicando os elementos de outros sistemas, implementar as melhores práticas e recomendações sobre tecnologias educativas inovadoras, avaliar os padrões primários, atualizar o processo educativo através da modernização do pessoal do sistema educativo e desenvolver a cooperação internacional na esfera do ensino superior e especializado de inglês. No Uzbequistão, o ensino das línguas estrangeiras, nomeadamente do inglês, reveste-se de grande importância. O ensino do ESP, em especial, é vital, uma vez que, atualmente, todas as profissões necessitam de conhecer línguas estrangeiras para se manterem actuais a nível mundial. Este facto é comprovado pelo Decreto do Presidente da República do Usbequistão "Sobre medidas para melhorar o sistema de aprendizagem de línguas estrangeiras". Com base nesta decisão, a partir do ano letivo de 2013/2014, foi integrado em toda a República o estudo de línguas estrangeiras, principalmente o inglês, a partir do primeiro ano do ensino secundário. Além disso, foi adotado o Decreto do Presidente do Usbequistão "Sobre medidas para melhorar as actividades da Universidade Estatal Usbeque de Línguas Mundiais" n.º 1971, de 23 de maio de 2013, com base no qual foi criado o Centro Científico e Prático Republicano para o Desenvolvimento de Métodos Inovadores de Ensino de Línguas Estrangeiras. Em particular, foi adotado o Decreto do Presidente da República do Usbequistão "Sobre medidas para o desenvolvimento do sistema de ensino superior" n.º PP 2909, de 20 de abril de 2017, que "é mais um passo importante para melhorar o sistema de educação contínua, dotando a economia em crescimento do país de pessoal altamente qualificado", alargando a contribuição do ensino superior para a resolução dos problemas de desenvolvimento estratégico integrado das indústrias e territórios da república. Em todas as universidades não linguísticas da República do Usbequistão, a disciplina "língua estrangeira", em especial o inglês, está incluída no programa obrigatório dos estabelecimentos de ensino superior. Atualmente, o ensino comunicativo das línguas, juntamente com as abordagens intercultural e lingo-cultural, é utilizado com êxito no Uzbequistão. Além disso, no Uzbequistão, realizam-se constantemente conferências científicas, workshops e formações para professores de ESP, a fim de melhorar a qualidade do ensino de línguas estrangeiras, em particular do inglês, em universidades não linguísticas. A título de exemplo, desde setembro de 2017, realizaram-se vários workshops de ESP, organizados pelo Centro Científico e Prático Republicano para o Desenvolvimento de Métodos Inovadores de Ensino de Línguas Estrangeiras e pelo British Council na República do Usbequistão. Além disso, no início de janeiro de 2018, foi organizado um workshop científico e prático pelo Centro Republicano Científico e Prático para o Desenvolvimento de Métodos Inovadores de Ensino de Línguas Estrangeiras, dedicado aos problemas da formação de línguas estrangeiras para fins específicos. Esta conferência abordou as questões de "melhorar o nível de ensino de línguas estrangeiras no sistema de educação contínua do Uzbequistão e familiarizar os professores com as tecnologias modernas". É de salientar que o ensino de inglês para fins específicos implica trabalhar com diferentes profissões em diferentes domínios de atividade, por exemplo, inglês para comunicação empresarial, inglês para médicos, advogados, psicólogos, etc. Mas, apesar das diferentes direcções na língua inglesa, o aspeto principal continua a ser o facto de um professor não ensinar aos alunos uma profissão que os alunos escolheram, mas, com base no material compilado por profissionais desta área (por exemplo: psicologia), ensinar inglês aos alunos ao nível de que necessitam, de acordo com o nível das Normas Europeias de Competência Linguística (QECR). Quando o Uzbequistão alcançou a sua independência, foram efectuadas reformas profundas em todos os domínios da nossa vida, e essa modificação também foi alegada na esfera educativa. Foram apresentadas questões urgentes, tais como a reforma do sistema educativo no Usbequistão e o aumento da sua qualidade, para que possa satisfazer as exigências do mundo moderno. Para estar familiarizado com os assuntos mundiais em curso, é necessário ter conhecimentos de uma língua, mais precisamente o inglês, que é aceite e difundido internacionalmente. Quanto à posição e à importância do ESP no Usbequistão, trata-se de um domínio em desenvolvimento recente no nosso país. No Uzbequistão, existem diferentes sectores que requerem os materiais do ESP. Tais como a economia, a indústria, a manufatura, a agricultura, incluindo a indústria de produção de algodão, a jardinagem e a produção de trigo, etc. Se os materiais necessários sobre o ESP forem preparados e difundidos entre os especialistas destes domínios, evidentemente, com cursos de formação prévios, obter-se-ão resultados positivos. Com efeito, muitas vezes, os especialistas não têm acesso a todas as informações e notícias em curso no mundo relacionadas com o seu sector. No entanto, com a ajuda de cursos e materiais ESP, os especialistas podem ter mais hipóteses de lidar com estas questões. Se um professor tiver de dar uma aula de ESP, a disponibilidade de materiais é menor na maior parte das vezes no Uzbequistão. Por conseguinte, os professores podem ter de recorrer a diferentes tipos de fontes ou procurar informações na Internet e fazer corresponder os dados encontrados. Este processo é demasiado moroso e confuso para um professor. Seria muito útil se fosse criado um sistema de cursos de formação em ESP e se fossem concebidos e distribuídos novos materiais adequados, sempre que necessário.

Currículo do ESP

Uma vez que o currículo do ESP deve basear-se nas necessidades linguísticas e desenvolver a competência linguística dos alunos no seu domínio específico, o curso deve ser orientado para a profissão. Isto implica que o curso de formação não requer um estudo separado da estrutura gramatical, que se presume já ter sido estudada no nível básico de ensino (no ensino pré-universitário), mas sim a formação de competências linguísticas em textos orientados para a profissão, implementando métodos de ensino comunicativos. Em cada instituição de ensino superior, o currículo é desenvolvido para as férias dos estudantes numa determinada universidade. O programa de formação em língua inglesa para especialistas numa determinada área é concebido para um determinado nível de conhecimento de uma língua estrangeira por parte dos estudantes. Assim, depois de entrarem numa universidade, não precisam de adquirir novamente conhecimentos básicos de inglês. Por essa razão, são tomados como base dois níveis de inglês: limiar-intermédio (pré-intermédio) e intermédio (intermédio) para os estudantes universitários não linguistas. No caso de um aluno ter estudado outra língua estrangeira na escola, o currículo de ESP pode ser modificado tendo em conta este fator e orientado para o nível inicial de ensino ou ter um carácter individual, o que requer atenção nas suas aulas, o professor confrontado com tal situação.

Currículo de base do ESP para estudantes do nível B2

Ao lidar com os padrões de organização do currículo para disciplinas não linguísticas centradas no aumento das competências profissionais dos alunos de nível B2, é crucial estabelecer uma ligação com o programa internacional, o QECR, que facilita regularmente um papel principal no aumento da proficiência linguística dos alunos do ESP. De acordo com a figura abaixo, que implica o Quadro Europeu, trata-se de uma norma específica para avaliar os níveis dos alunos do ESP;

Utilizador básico	A1- Revelação A2-Caminho
Utilizador independente	B1-Limiar B2-Vantagem
Utilizador Proficiente	C1-Proficiência operacional efectiva C2-Mestria

Objectivos do currículo do ESP

O currículo de base do ESP foi concebido para atingir o nível de proficiência linguística B2 como norma para a obtenção do grau de bacharel. O currículo destina-se a servir uma vasta gama de necessidades: as das administrações universitárias, faculdades, departamentos e estudantes individuais.

Currículo

I. Descrição do currículo

a) O B.S. em Criminologia tem um total de 165 unidades. O programa é composto pelas componentes de Educação Geral, cursos profissionais e practicum (Onthe-Job Training/Community Immersion)

b) Os cursos de ensino geral estão em conformidade com os requisitos do Memorando CHED n.º 59, série 1996 - Currículo de Ensino Geral (GEC).

c) Devem existir cursos profissionais com um total de 104 unidades de crédito.

d) Um semestre, 540 horas de Practicum 1 & 2/Imersão na Comunidade com 6 unidades de crédito é um requisito em que os alunos são atribuídos a diferentes áreas da comunidade. A caraterística única do programa é a contribuição dos estudantes para a "visibilidade da polícia".

Exemplo de currículo

2.1 Componentes:

2.1.1 Formação geral, cursos de base, disciplinas electivas, etc.

2.2. Programa de estudos

2.2.1 Licenciatura em Criminologia

Para a obtenção da licenciatura em Criminologia (B.S.Crim) é necessário um mínimo de 104 unidades académicas, distribuídas da seguinte forma em termos de disciplinas como Direito Penal e Criminologia :

	Número de	Unidades equivalentes	Total de

	indivíduos		unidades
1. DISCIPLINAS PROFISSIONAIS	**33**		**104**
Sociologia dos crimes e da ética			
Criminologia.1. Introdução à Criminologia e psicologia dos crimes	6	3	18
Criminologia.2. sistema de justiça penal do Usbequistão		3	
Criminologia.3. ética e valores		3	
Criminologia.4. Delinquência juvenil e prevenção de crimes		3	
Criminologia.5. Comportamento Humano e Gestão de Crises		3	
Criminologia.6. Investigação Criminológica e Estatística		3	
Administração da aplicação da lei (LEA)	6	3	18
LEA 1 Organização e administração da polícia com planeamento da polícia		3	
		3	
LEA2.Gestão da Segurança Industrial		3	
		3	
LEA.3. Operações de patrulha da polícia com planeamento da polícia		3	
LEA.4. Polícia Inteligente			
LEA.5.Gestão do pessoal e dos registos da polícia			

LEA.6. Sistema policial comparativo			
Deteção e investigação de crimes (CDI)	6	3	18
CDI 1 Fundamentos da Investigação Criminal		3	
CDI 2 Gestão do tráfego e investigação de acidentes		3 3	
CDI 3Investigação de crimes especiais		3 3	
CDI 4 Investigação de Crime Organizado			
CDI 5 Educação sobre a droga e controlo dos vícios			
CDI 6 Tecnologia de combate a incêndios e investigação de fogo posto			
Criminalística	6		
Criminalística1 Identificação pessoal		4	23
Criminalística2 Fotografia policial		4	
Criminalística3 Balística forense		4	
Criminalística4 Documentos questionados		4 4	
Criminalística 5 Poligrafia		3	
Criminalística 6 Medicina legal			
Direito Penal e Jurisprudência	5		15
CLJ 1 Direito penal		3	
CLJ2 Direito penal		3	
CLJ 3 Processo penal		3	

CLJ 4 Provas penais		3	
CLJ5 Testemunho em tribunal		3	
Administração Correcional (CA)	2		6
CA1 Corresões institucionais		3	
CA2 Correcções não institucionais		3	

O programa nacional para o nível de qualificação de bacharelato, em conjunto com as recomendações do QECR, determina os objectivos de aprendizagem do currículo de base do ESP. Estes objectivos foram concebidos para satisfazer as necessidades dos futuros profissionais e as expectativas da sociedade. Os objectivos de aprendizagem fundamentais para o nível de proficiência linguística B2 são genéricos por natureza e transferíveis para uma variedade de especialidades. Os objectivos incorporam competências comunicativas profissionais em termos de competências linguísticas ou de estudo genéricas, como escrever, ler, falar e ouvir; conhecimentos linguísticos; e competências sociolinguísticas e pragmáticas. De acordo com a figura abaixo, podemos observar o procedimento de como o nível B2 deve ser avaliado e avaliado em termos das competências produtivas e reprodutivas;

Competências linguísticas			
No final do curso ESP, os alunos serão capazes de:			
Audição	**Falar**	**Leitura**	**Escrita**
Compreender as ideias principais e identificar informações relevantes em	Responder às ideias principais e identificar informações	Compreender textos autênticos relacionados com as áreas	Redigir textos claros e pormenorizados para fins diversos relacionados

discussões e debates alargados, palestras formais, conferências, conversas sobre estudos ou temas específicos relacionados. Compreender em pormenor conversas telefónicas não rotineiras, compreender a essência e muitos pormenores relevantes em programas de rádio e televisão autênticos relacionados com a área académica ou profissional;	relevantes em discussões alargadas, debates, palestras, conversas, sobre tópicos relacionados com estudos ou especialidades Participar numa argumentação clara sobre questões de atualidade em áreas académicas e profissionais (seminário, discussões) Participar de forma adequada em contextos sociais, académicos e profissionais	de estudo ou de especializaçã o a partir de manuais escolares, jornais, revistas e jornais especializado s; Identificar a atitude e os pontos de vista dos escritores em textos autênticos relacionados com áreas académicas ou profissionais; Identificar o objetivo do escritor e apreciar o impacto da escrita	com o domínio pessoal e profissional (carta de candidatura, etc.) Redigir trabalhos e relatórios pormenorizados, relacionados com estudos e especialidades, em formato normalizado Redigir e produzir correspondência comercial e profissional Receber com exatidão as mensagens telefónicas e de boca em boca Redigir resumos, actas, com um elevado grau de exatidão Preencher formulários para

	comuns (reuniões, coffebreak arty) Reagir a anúncios, mensagens complexas e instruções em ambiente académico ou profissional	(memorandos, cartas, relatórios); Compreender diferentes registos: como as pessoas falam e escrevem a amigos, desconhecidos, colegas, empregadores e pessoas de diferentes idades e estatutos sociais para diferentes fins;	fins académicos ou profissionais com elevado grau de precisão

Com base nas normas estatais, o ensino do ESP ou a escolha de materiais autênticos adequados, bem como de abordagens para organizar o programa de ensino de áreas não linguísticas, é um procedimento importante que exige a identificação de disciplinas genéricas relacionadas. De acordo com o sistema educativo da Universidade Estatal de Direito de Tashkent, existem vários departamentos e faculdades, tais como

➢ Departamento de Direito Internacional e Direitos Humanos;

➢ Departamento de Direito Internacional Privado ;

> Departamento de línguas estrangeiras;

> Departamento de Direito Penal e Criminologia;

> Departamento de Direito Processual Penal;

> Departamento de Justiça, organismos responsáveis pela aplicação da lei e a Ordem dos Advogados;

> Departamento de Direito Administrativo e Financeiro;

> Departamento de Língua e Literatura Uzbeques;

> Departamento de Direito Constitucional;

> Departamento de Direito do Ambiente;

> Departamento de Direito Civil;

> Departamento de Direito do Trabalho;

> Departamento de Direito Comercial;

E existem 4 faculdades principais;

- Faculdade de Justiça Penal;

- Faculdade de Direito Internacional e Direito Comparado;

- Faculdade de Direito Público;

- Faculdade de Direito Privado.

No primeiro ano de estudo, os alunos do programa educativo recebem conhecimentos teóricos básicos abrangentes no domínio do Estado e do direito, a partir do segundo ano de estudo - os alunos são ensinados em ramos seleccionados do direito (de acordo com a especialidade do perfil), bem como em algumas disciplinas relacionadas, como economia, ciência política, sociologia, história. Para além disso, os licenciados adquirem as competências práticas necessárias para continuar a trabalhar nas esferas legislativa e de aplicação da lei, nas autoridades públicas e nas sociedades de advogados. Principais disciplinas: Direito constitucional, Direito administrativo, Direito civil, Direito penal, Direito do trabalho, Direito do ambiente, Direito processual civil, Direito processual penal, Direito financeiro, Direito fiscal, Direito internacional,

Direito comercial, Direito fundiário, Desenvolvimento pessoal, Metodologia da investigação jurídica, Redação jurídica, etc. Na atual comunidade em desenvolvimento, a maioria dos estudantes de ESP tende a obter o certificado IELTS para desenvolver conhecimentos académicos no âmbito de áreas profissionais com programas actualizados. Quando se trata de estabelecer um programa de curso para alunos de ESP, é essencial ter em consideração o nível dos alunos, a finalidade dos objectivos de aprendizagem, as disciplinas, os métodos eficazes de ensino do programa ESP e outros. Assim, podemos observar um exemplo de programa de curso de ESP dedicado a aumentar as competências profissionais dos advogados.

Requisitos para a elaboração do programa ESP

A conceção de um programa de estudos do ESP não é uma tarefa fácil devido ao seu papel significativo e complexo. No entanto, é óbvio que satisfaz muitas necessidades, uma vez que tem um objetivo multifuncional. Assim, os conceptores de programas de estudos têm de estar conscientes das diferentes funções que os programas de estudos cumprem, para que possam ser concebidos e utilizados da forma mais adequada. Por essa razão, Munby introduziu o Processador de Necessidades Comunicativas (CNP) como uma abordagem para investigar as necessidades de comunicação específicas de um determinado grupo, de acordo com variáveis socioculturais e estilísticas que actuam em conjunto para encontrar um perfil dessas necessidades. Ou seja, as necessidades-alvo e o nível de desempenho-alvo são estabelecidos através da investigação da situação-alvo. No CNP, as descrições são retiradas das "variáveis que afectam as necessidades de comunicação, organizando-as como parâmetros numa relação dinâmica entre si", de acordo com Munby. Este processo irá engendrar a natureza do conteúdo que será selecionado e preparado para os alunos de ESP" programados. No ESP, a natureza do conteúdo é extraída de situações da vida real em que os criadores do programa de estudos têm de selecionar os discursos linguísticos mais relevantes que satisfaçam os requisitos dos alunos. No entanto, "é necessário introduzir o chamado núcleo comum da língua, selecionado de acordo com as necessidades dos alunos", como afirma Benyelles, a fim de fornecer as bases do conhecimento linguístico. Assim, "poder-se-ia começar apenas com a gramática e a pronúncia, como se faz numa abordagem estrutural, mas introduzir o trabalho nas funções da língua e nas competências discursivas bastante cedo e, com o tempo, aumentar a componente do curso". O ESP rejeita abordagens "sintéticas" à conceção de cursos; por isso, é importante apresentar a língua através de um método interativo, combinando as características necessárias da língua de forma sistemática e gradual, de acordo com os objectivos pretendidos. O programa de estudos é também um documento essencial no processo de ensino ou aprendizagem, uma vez que fornece um conjunto de princípios para a produção de materiais, o ensino e os testes; por isso, deve ser flexível, aberto e sujeito a ajustamentos regulares.

Produção de materiais

Os manuais de ESP existem de facto? Esta é uma questão fundamental que Johns aborda. Um dos problemas centrais que apresenta é que "os professores de ESP encontram-se numa situação em que se espera que produzam um curso que corresponda exatamente às necessidades de um grupo de alunos, mas espera-se que o façam sem tempo de preparação, ou com tempo muito limitado. A noção de tempo no processo de ensino é de importância primordial, especialmente no ESP, porque a análise da situação-alvo e a pesquisa dos materiais adequados necessitam de tempo suficiente. É provável que não esteja disponível um curso adaptado às necessidades de um grupo específico de aprendentes". Por essa razão, o professor de ESP tem de desenvolver materiais que apresentem, tão claramente quanto possível, áreas úteis da língua, de modo a que os alunos possam perceber a relação entre o conteúdo do curso e as suas necessidades. A fim de ajudar e orientar os professores de ESP na produção de materiais adequados, Hutchinson identifica alguns princípios definidores que devem ser enunciados como objectivos na conceção de materiais pedagógicos: os bons materiais estimulam a aprendizagem; por outras palavras, não ensinam, mas encorajam os alunos a aprender, pelo que contêm:

-Textos interessantes;

-Actividades agradáveis que estimulam as capacidades de pensamento dos alunos;

-Oportunidades para os aprendentes utilizarem os seus conhecimentos e competências existentes;

-Um conteúdo com o qual tanto o aluno como o professor possam lidar.

Apreciação e avaliação

A avaliação e a avaliação do curso são duas fases importantes do processo de ensino do ESP. Normalmente, um curso de ESP tem objectivos específicos, que têm de ser avaliados e medidos em termos da forma como esses objectivos foram alcançados. Com o objetivo de ajudar os profissionais do ESP a atingir estas etapas, Hutchinson & Waters propõem um procedimento complementar baseado em dois níveis.

Avaliação dos alunos

A principal tarefa deste procedimento consiste em medir o desempenho e o nível de proficiência dos aprendentes, ou seja, o que eles sabem efetivamente em termos de conhecimentos linguísticos neste nível de realização do curso. A avaliação também permite identificar os problemas e as dificuldades linguísticas dos aprendentes e definir outros pontos de vista para soluções pedagógicas nos cursos seguintes. Ao lidar com as questões acima referidas, com base no programa de estudos e nas principais tarefas e critérios relacionados com a seleção de materiais e estratégias de avaliação, é razoável organizar um programa de estudos eficaz e claro para os alunos de ESP em termos de ensino do nível B2. Assim, de acordo com a figura 3 que se segue, é possível ver uma das amostras de um programa de estudos ESP.

Inglês para competências de estudo bem sucedidas (1st Termo)

Programa do curso

outono de 2020,

Professor: Salokhiddinova .M.I

Correio eletrónico Adress:salokhiddinova19@mail.ru

Telefone: (93) 537 15 47

Horário de funcionamento: Qua/Sex 10:00-11:20

<u>Descrição do curso</u>

Este curso foi criado para os alunos do primeiro ano cuja especialidade é o Direito. Embora os alunos do primeiro ano tenham alguma experiência e língua, sabem que não têm competências ou estratégias de estudo suficientes baseadas na literatura jurídica e em termos proeminentes do Direito, bem como técnicas para melhorar o seu processo de aprendizagem e avançar os seus níveis de acordo com os princípios do sistema educativo aceite da Universidade. O curso de Competências de Estudo de Sucesso (SSS) é implementado com tópicos adequadamente concebidos que dão aos estudantes instruções e experiências benéficas. Este curso fornece aos alunos competências de desenvolvimento abrangentes que implicam a necessidade de estratégias de aprendizagem, a importância de aprender termos e textos jurídicos relacionados com o processo judicial, os principais componentes do Direito Civil, as características básicas do Direito Constitucional, o processo de aprendizagem do processo judicial, a redação de documentos oficiais seguindo as regras da escrita formal ou de cartas formais, e desempenha um papel importante na motivação e autoconfiança no ambiente de aprendizagem. Estes temas abordados desempenham um papel vital na criação de um verdadeiro ambiente de aprendizagem de línguas e na obtenção dos resultados esperados deste curso.

Objectivos do curso

Este curso irá;

✓ apresentar aos alunos estratégias e técnicas de aprendizagem no domínio do processo judicial

✓ centrar-se na melhoria da consciência linguística e nos critérios de construção de um esquema de aprendizagem eficaz baseado em termos jurídicos

✓ mostra as vantagens e as técnicas úteis para aprender autonomamente com o inglês na sua própria disciplina

✓ ajudar a incentivar os estudantes a atingir os seus objectivos nas suas áreas profissionais

✓ fazer com que os alunos pratiquem ou aprendam a língua inglesa com a ajuda de métodos e actividades interactivos

✓ manter o aumento e a melhoria das competências produtivas e reprodutivas em matéria de processo judicial

✓ desenvolver competências de pensamento crítico e lógico

✓ aumentar a auto-confiança dos alunos e mostrar-lhes como se podem avaliar a si próprios

✓ evitar que os alunos enfrentem obstáculos na aprendizagem do inglês e o utilizem fluentemente nos seus próprios domínios, etc.

Tópicos do curso

1. Direito civil

2. Direito constitucional

3. Termos jurídicos básicos utilizados em Direito Administrativo

4. A utilização de documentários oficiais e os seus desafios

5. Reformas da legislação laboral no atual sistema do Uzbequistão

6. Topo do formulário Código do trabalho da República do Usbequistão

7. Direito penal no Uzbequistão: problemas e análise

8. Reformas da justiça penal no Uzbequistão

9. Estratégias para utilizar termos jurídicos no processo judicial

10. Melhoria do sistema judicial no Usbequistão

Fontes de leitura

1. "Reformas da justiça penal no Uzbequistão; breve análise e recomendações" publicado pelo Gabinete das Nações Unidas contra a Droga e o Crime (UNODC) 2018, Tashkent

2. "Direito Penal no Uzbequistão" por Nurmukhammad Khamidov, 2019.

3. "Direito Civil" de Victoria Soriana Amanda Watrkins

Plano de classificação e tarefas

1. Os alunos serão classificados de acordo com a sua assiduidade e participação durante a aula

2. Haverá 2 tarefas para o midterm. Estas tarefas requerem os seguintes critérios:

➢ de acordo com a primeira tarefa, após 5 aulas os alunos devem fazer um trabalho de projeto baseado no tema "Direito civil e do trabalho no Usbequistão"

➢ o trabalho de projeto será uma apresentação composta por 2 alunos

➢ a segunda tarefa será constituída por testes baseados nos temas que iremos abordar

3.   Exame final. No exame final, os alunos devem escrever uma reflexão sobre este curso que informe o que aprenderam com o curso na sua escrita. Isto dará 30 pontos para o exame final.

№	Critérios de classificação	Ponto
1	Presença	5
2	Participação	10
3	Trabalho de casa	10
4	Debate	15
	Meio-termo	30p
5	Trabalho de projeto	15
6	Teste	15
7	Exame final	30 p
	Em geral:	100p

1.   Pela participação dos alunos em diversas actividades, como debates, discussões, participação nas actividades e realização dos exercícios durante a aula, serão atribuídos 40 pontos.

Calendário provisório

Data	Dia	Horas	Tópicos
6 de setembro	Sex	1	**Direito civil** estratégias e instruções de leitura
11	Quarta	2	**Termos de direito constitucional** Integração das competências de expressão oral e escrita

13	Sex	3	Tipos de direito constitucional
18	Quarta	4	**O sistema de direito do trabalho** Características e vantagens da capacidade de escuta
20	Sex	5	Estratégias básicas de utilização de frases jurídicas
25	Quarta	6	Principais funções do direito do trabalho melhoria da expressão oral e do espírito crítico
27	Sex	7	**A utilização de documentários oficiais e os seus desafios** desenvolver competências de leitura e de compreensão oral
2 de outubro	Quarta	8	Direito penal no Uzbequistão: problemas e análise
4	Sex	9	**Reformas da justiça penal no Uzbequistão** instruções para melhorar a expressão oral e escrita
9	Quarta	10	**Intercalar**. Trabalho de projeto
11	Sex	11	**Estratégias de utilização de termos jurídicos no processo judicial** Apresentação dos principais termos do processo judicial

16	Quart a	12	Exame intercalar. Trabalho escrito.
18	Sex	13	**Termos jurídicos básicos utilizados em Direito Administrativo** Melhorar o vocabulário e as competências de leitura
23	Quart a	14	Vantagens e desvantagens dos direitos dos indivíduos em termos de direito administrativo.
25	Sex	15	Debate
30	Quart a	16	Discussão e revisão
6 de novemb ro	Sex	17	**Melhoria do sistema judicial no Usbequistão** Desenvolver capacidades de raciocínio lógico e crítico
15	Quart a	18	**Exame final; 14:50-16:50**

Devido à tecnologia actualizada, estão a ser criados muitos programas úteis no sistema de ensino do ESP, tais como: Computer fraud, Litify, Clio e outros. Vamos familiarizar-nos com alguns deles que estão a ser utilizados atualmente.

Litify. Com o Litify, os escritórios de advogados terão acesso a todas as funcionalidades de que vamos falar neste guia - quer diretamente incorporadas, quer através de integrações perfeitas que ligam as ferramentas em que os advogados confiam atualmente num único local. Gestão de documentos, gestão de processos, gestão de tarefas, ferramentas de comunicação com o cliente, relatórios, marketing, etc.

Clio. À medida que a empresa jurídica cresce, os solicitadores podem querer procurar uma solução de gestão de práticas criada para empresas maiores, mas o Clio é uma óptima ferramenta para começar.

Software de gestão de documentos jurídicos. Um dos elementos mais importantes da sua prática jurídica são os documentos oficiais. Todos os dias, o pessoal interage com contratos legais, ficheiros de processos, acordos de não divulgação (NDA), formulários de admissão e muito mais. O software de gestão de documentos ajuda os advogados não só a armazenar estes documentos, mas também a gerar novas cópias rapidamente quando precisam delas.

Quais são os benefícios?

➢ Armazenar todos os documentos e ficheiros num único local central online

➢ Segurança e encriptação de qualquer informação confidencial

➢ Gerir quem pode aceder a que ficheiros, até que ponto e durante quanto tempo

➢ Gerar novos documentos a partir de modelos pré-criados

Conga Composer. No lado oposto, o programa chamado Conga Composer é considerado um dos programas mais úteis. O seu objetivo é gerar documentos a partir de modelos e é uma óptima opção se o principal requisito para o software de documentos for a rápida geração de novos documentos. O desafio que os advogados poderão enfrentar à medida que geram cada vez mais documentos será a forma de os armazenar eficazmente, ligá-los a assuntos específicos e partilhá-los com os clientes.

Trello. Para uma gestão simples e direta de projectos e tarefas, o Trello é uma excelente opção. É intencionalmente simples e fácil de pôr a funcionar, o que o torna tão apelativo para uma vasta gama de organizações. A desvantagem de utilizar o Trello para gerir tarefas numa sociedade de advogados, em particular, é a quantidade de trabalho manual extra que será necessário para sincronizar as tarefas do Trello com clientes, assuntos ou casos específicos. Em vez de atualizar uma tarefa ou projeto de uma só vez, os fluxos de trabalho terão de incluir a atualização manual do Trello e do software de gestão da prática separadamente de cada vez. Para além do incómodo adicional, isto também pode criar imprecisões entre ambas as plataformas, onde não se tem a certeza se o Trello ou a sua plataforma de gestão de consultórios é a versão "correcta" e actualizada.

Zoom. Neste momento, praticamente toda a gente conhece o Zoom. É uma das principais ferramentas de software de videoconferência para organizações que gerem equipas de trabalho remotas e comunicam com os clientes. O Zoom é uma óptima opção para a maioria dos escritórios de advogados. Dito isto, no passado, houve problemas de segurança com o Zoom, como a possibilidade de os piratas informáticos acederem a reuniões privadas e a ligações falsas e inseguras que contêm malware concebido para enganar os participantes nas reuniões.

Google Meet. Semelhante ao Zoom, o Google Meet é uma ferramenta de videoconferência para organizações que necessitam de realizar videochamadas com os seus funcionários ou clientes. O Google Meet estava em segundo lugar principalmente devido a problemas de desempenho e qualidade que surgiam à medida que mais pessoas se juntavam a uma chamada, mas o produto tem vindo a dar passos positivos recentemente. Em geral, tanto o Google Meet como o Zoom são opções viáveis para a maioria dos escritórios de advogados.

HubSpot. Depois da Salesforce, uma das ferramentas de CRM mais populares é a HubSpot. A desvantagem para os escritórios de advogados, em particular, é que o HubSpot foi criado principalmente para equipas de vendas, sem muito espaço para personalização para atender às necessidades de um escritório de advocacia.

A fraude informática, intimamente ligada à fraude na Internet, é definida como 1) a utilização de um computador ou de um sistema informático para ajudar a executar um esquema ou uma atividade ilegal e 2) o ataque a um computador com a intenção de o alterar, danificar ou desativar. A fraude informática divide-se, grosso modo, em três categorias: A fraude informática é um crime de colarinho branco em que a Internet é utilizada para executar actividades ilegais, tais como;

- Roubo de informações
- Roubo ou negação de serviço
- Invadir ou danificar o sistema de hardware de um computador

2.2 Actividades interactivas para desenvolver as competências profissionais dos estudantes de Direito

É de notar que os métodos de ensino interactivos eram muito populares nos anos 70 e 80 e foram aplicados com sucesso no processo de ensino de línguas estrangeiras. Com base nos trabalhos do professor búlgaro G. Lozanov [1], linguistas e psicolinguistas desenvolveram métodos intensivos de ensino de línguas estrangeiras: o método emocional-semântico, o método de utilização do potencial interno dos alunos, o método sistemático de ensino de adultos. A interatividade do processo de ensino é conseguida devido à forma de organização das aulas, ao modo especial de introdução do material, à formação das capacidades comunicativas e de expressão oral dos alunos. A análise da literatura científica e pedagógica mostrou que as principais ferramentas da interação pedagógica interactiva são o polílogo, o diálogo, a atividade mental, a criatividade e a criação de situações de sucesso nas aulas, a positividade e o otimismo na avaliação do trabalho dos alunos, a reflexão. A linguodidáctica e a pedagogia modernas oferecem uma grande variedade de métodos interactivos para o ensino de línguas estrangeiras, como actividades de aquecimento (criação de uma atmosfera comunicativa); trabalho em pequenos grupos; discussão de questões e problemas de importância atual; jogos educativos (jogos de papéis, imitações, jogos de negócios, etc.); metodologia de projeto; utilização de materiais áudio e vídeo destinados à comunicação real, etc. Estes são alguns exemplos de métodos interactivos que podem ser utilizados pelos professores na sala de aula de línguas estrangeiras. É essencial mencionar alguns métodos interactivos eficazes no desenvolvimento das competências profissionais dos alunos de ESP, centrados na melhoria da leitura, da expressão oral, da escrita, da audição e da aquisição de vocabulário.

Jogo de papéis

Um jogo de role-playing (nas aulas de língua estrangeira), que simula futuras actividades profissionais, contribui para o desenvolvimento das capacidades e competências dos alunos, tal como previsto nas características de qualificação. O modelo de jogo de aprendizagem permite que aqueles que aprendem não só se sintam num determinado papel comunicativo, mas também revelem as suas emoções, capacidades intelectuais e imaginação criativa. Distinguimos os jogos de papéis como: simulação ou imitação, desempenho (drama) e jogo-competição (jogo). Muitas vezes são identificadas, mas em geral significam conceitos diferentes. A diferença entre a representação de papéis e a simulação é a probabilidade de os ouvintes desempenharem papéis. Assim, a simulação é uma situação em que aqueles que estão a aprender desempenham papéis que lhes são naturais na sua vida real. No jogo de representação de papéis, no entanto, podem "experimentar em si próprios" papéis que não encarnam na sua vida. Os jogos de imitação de papéis e as simulações ou modelação de situações são especialmente úteis para futuras actividades profissionais. A utilização de imitações e simulações permite não só realizar acções que repetem os fenómenos da realidade circundante, mas também recriar as situações reais da vida profissional em condições especialmente criadas. Os temas para os jogos de representação de papéis e as imitações no ensino de línguas estrangeiras aos alunos podem estar relacionados com as suas futuras actividades profissionais e científicas: "Procura de emprego: entrevista com o empregador", "Conferência científica, simpósio". De acordo com as regras de execução deste método, os alunos serão divididos em vários grupos e o professor apresenta uma situação relacionada com o processo judicial, como a desobediência aos princípios ou regularidades do direito do trabalho, e cada grupo deve apresentar a situação através de dramatizações. Além disso, é importante notar outros métodos activos seguintes, que permitem planear a aula de forma mais eficaz e interessante para os ouvintes.

Brainstorming

O método de brainstorming é um método para resolver tarefas urgentes num curto espaço de tempo. A essência do método reside no facto de ser necessário expressar ideias, tanto quanto possível, num curto período de tempo, discuti-las e classificá-las. Este método é utilizado para resolver problemas complexos. O método de brainstorming pode ser utilizado em vários tipos de actividades: no trabalho com pequenos e grandes grupos de formação, no trabalho individual. As principais vantagens deste método (desde que seja aplicado corretamente) são o facto de os alunos parecerem "libertados" - a barreira linguística desaparece, não há medo de dizer algo errado, a contenção desaparece, etc. O método de "brainstorming" desenvolve o pensamento criativo e associativo, a iniciativa, a capacidade de produzir um máximo de ideias num curto espaço de tempo, a capacidade de expressar a sua opinião pessoal. O método de "brainstorming" difere do método de discussão na medida em que implica a rejeição de qualquer crítica às ideias. Podem ser propostos os seguintes temas para o "brainstorming" de estudantes-advogados:

-Qual é a principal função do direito penal?

-Que documentos oficiais daria para o processo penal?

-Quais são as melhores formas de medição de um novo modelo de decreto?

-Gostaria de o fazer?

-Que novas tecnologias de marketing conhece?

Mesa redonda

"Mesa redonda" - um método de condução de aulas com estudantes técnicos que, em regra, têm a experiência de trabalho prático sobre o assunto em discussão. Na "mesa redonda", os ouvintes podem e devem tentar colocar questões sobre o tema em discussão de forma racional, discutir abordagens para a sua solução de forma séria e relatar experiências bem e mal sucedidas. A "mesa redonda" é uma espécie de reunião de troca de experiências e de discussão da experiência prática, dos êxitos e dos erros. Desta forma, os alunos dominam o conteúdo do tema, os seus problemas.

Estudo de caso

Um método interativo igualmente interessante que um professor de línguas estrangeiras pode utilizar quando ensina alunos de especialidades económicas é o método de estudo de casos. O seu principal objetivo é ensinar os futuros especialistas a analisar a informação, avaliar formas alternativas de resolver o problema e encontrar a melhor opção de entre várias possíveis. A seguinte situação pode ser um exemplo: A Hudson, uma empresa americana que produz malas e sacos de viagem de alta qualidade, enfrenta uma forte concorrência de empresas asiáticas que vendem os mesmos produtos a preços muito mais baixos. A quota de mercado da Hudson está a cair a pique. A direção da empresa decide expandir as suas operações e entrar no mercado europeu. A direção da empresa está a desenvolver estratégias de marketing adequadas. Os alunos dividem-se em grupos e actuam como CEOs da Hudson Corporation. Recebem quatro estratégias pormenorizadas, examinam-nas cuidadosamente e, em seguida, realizam uma reunião para discutir as vantagens e desvantagens de cada estratégia de marketing no seio do grupo. Depois, os estudantes juntam-se num único grupo e tomam a decisão final sobre quais os dois veículos de marketing que devem ser utilizados para expandir as vendas na Europa. Como exemplificado na situação acima, a vantagem do método em questão é a capacidade de desenvolver competências de trabalho em equipa, consciência interdisciplinar, análise do contexto, estimativa de escolhas, e também a capacidade de apresentar os resultados da investigação realizada e de projetar as consequências da sua resolução.

Discussão

Outro método interativo importante a utilizar no ensino do inglês como língua estrangeira aos estudantes de economia é a prática da discussão. Participar numa discussão é uma situação de comunicação profissionalmente significativa para os economistas, exigindo ainda uma maior proficiência linguística e um certo nível de conhecimento profissional, pelo que é aconselhável estabelecer tais discussões nas fases finais do estudo de um tópico de vocabulário. Geralmente, a discussão é iniciada pelo professor que está a apresentar uma questão controversa. Por exemplo, após o estudo do tópico "Tipos de associações empresariais", pode propor-se aos alunos que discutam qual a melhor forma de organização, partindo do princípio de que os participantes irão discutir ativamente as vantagens e desvantagens das empresas privadas, das parcerias e das empresas públicas, apresentando argumentos a favor e contra. Note-se que, para um processo de discussão adequado, o professor deve fornecer frases convencionais de comunicação empresarial que exprimam várias intenções, por exemplo, as que regulam o processo de discussão ("Vamos começar?", etc.), a organização de afirmações ("Há vários pontos que gostaria de referir"), a expressão de confiança ou dúvida, ou o acordo ("Tenho a certeza de que..." / "Parece-me que..." / "Concordo com o ponto"), etc. As práticas de discussão em grupo asseguram a consolidação dos temas e proporcionam oportunidades extra de interdisciplinaridade.

Nuvem de palavras

As nuvens de palavras são criadas com base na frequência das palavras num texto. Para criar uma nuvem de palavras, pode ser criado um modelo utilizando o Wordle (Jonathan Feinburg; www.wordle.net) ou www.wordsift.com, que são sítios Web gratuitos. Os professores podem selecionar uma passagem de um texto que os alunos tenham lido e copiá-la e colá-la na caixa de texto do site Wordle. A cor de fundo, o esquema e o tipo de letra podem ser editados. As nuvens de palavras permitem que os alunos vejam palavras-chave, criem títulos e forneçam sugestões para discussão (Echevarria, Vogt, Short, 2014). Quanto mais a palavra é utilizada no texto, maior é o seu tamanho na nuvem de palavras. Os alunos integram informações visuais e verbais ao mesmo tempo que integram a utilização da tecnologia à medida que criam os seus próprios projectos. O Wordle fornece apoio numa variedade de línguas diferentes, o que é especialmente útil para os alunos que aprendem a língua inglesa. As nuvens de palavras ou wordles podem incluir palavras-chave do vocabulário de uma unidade ou tema e podem ser expostas na sala de aula. As nuvens de palavras também podem ser utilizadas na introdução de novas histórias ou para fazer previsões. A utilização de Wordles para fazer previsões é especialmente útil para os alunos que são ELLs porque permite que os alunos criem as suas próprias previsões sobre um determinado conteúdo ou discutam palavras desconhecidas antes da leitura.

Representações visuais

Esta imagem é um exemplo de uma nuvem de palavras para o Capuchinho Vermelho. Pode ser utilizada para entusiasmar os alunos com uma nova história ou para fazer previsões sobre um texto que estão prestes a ler. Depois de os alunos lerem um texto, a avaliação pode consistir em criar uma nuvem de palavras com base na ideia principal e nos pormenores ou no tema.

Leitura - As nuvens de palavras podem ser integradas na leitura para melhorar o vocabulário, a compreensão e a escrita. Os alunos podem criar um Wordle que inclua palavras novas ou desconhecidas para melhorar o vocabulário, ou ver as palavras maiores na nuvem de palavras para compreender melhor a ideia principal e as palavras mais pequenas para analisar

Estratégia Fishbowl

A compreensão da estratégia Fishbowl O "fishbowl" é uma estratégia de ensino que ajuda os alunos a praticar o papel de contribuintes e ouvintes numa discussão. Os alunos fazem perguntas, apresentam opiniões e partilham informações quando se sentam no círculo do "aquário", enquanto os alunos no exterior do círculo ouvem atentamente as ideias apresentadas e prestam atenção ao processo. De seguida, os papéis invertem-se. Esta estratégia é especialmente útil quando o professor quer ter a certeza de que todos os alunos participam na discussão, quando o professor quer ajudar os alunos a refletir sobre o que é uma "boa discussão" e quando o professor precisa de uma estrutura para discutir tópicos controversos ou difíceis. No aquário, o professor tem o papel de controlo, por exemplo, quando um aluno fala mais de um minuto, o professor limita o tempo ou interrompe esse aluno e convida o aluno seguinte a falar. A estratégia fishbowl pode criar ambientes produtivos para iniciar conversas importantes, mas potencialmente carregadas, e podemos imaginar uma série de tópicos que funcionariam bem no formato fishbowl.

Bola de neve

Este método é uma forma de os alunos ensinarem uns aos outros conceitos e informações importantes. Os alunos começam por trabalhar sozinhos. De seguida, colaboram com um parceiro. Os parceiros formam grupos de quatro. Os grupos de quatro juntam-se para formar grupos de oito. Este efeito de bola de neve continua até que toda a turma esteja a trabalhar em conjunto como um grande grupo. Pegue nesta folha de impressão gratuita para experimentar a técnica da bola de neve. Leia estas instruções para ver se gostaria de experimentar esta técnica de ensino na sua sala de aula.

Cara a cara

A aprendizagem presencial é um método de ensino em que o conteúdo do curso e o material didático são ensinados pessoalmente a um grupo de estudantes. Isto permite uma interação ao vivo entre um aluno e um instrutor. É o tipo mais tradicional de ensino.

As características das competências profissionais dos advogados

- Sensibilização comercial
- Trabalho em equipa
- Atenção ao pormenor
- Comunicação
- Resolução criativa de problemas
- Análise e pesquisa de informações
- Organização

Sensibilização comercial

Os recrutadores jurídicos referem a consciência comercial como um dos atributos mais importantes que um candidato pode ter. Basicamente, significa possuir conhecimentos sobre a evolução atual dos negócios a nível local, nacional e mundial, em especial sobre as questões que afectam um escritório de advogados e os seus clientes. Os escritórios esperam que os empregados comercializem os seus serviços junto de potenciais clientes, bem como desenvolvam relações de confiança com os actuais. Em última análise, os escritórios de advogados são empresas, pelo que os advogados devem compreender a importância comercial de cumprir prazos, manter os custos baixos e tratar a informação de forma confidencial. O cliente, por sua vez, espera que o seu advogado compreenda perfeitamente a forma como a sua empresa é gerida e quais as questões sociais, políticas e económicas mais vastas que o podem afetar. Se for caso disso, o advogado deve também avaliar as implicações a curto, médio e longo prazo da proposta de negócio do seu cliente e refletir estrategicamente sobre os pontos fortes, os pontos fracos, as oportunidades e as ameaças da organização. Isto permite ao advogado prestar um aconselhamento jurídico pragmático e orientado para o negócio, da melhor forma possível. É essencial referir que os advogados podem melhorar a sua consciência comercial: tornando-se membro de um comité de um clube ou sociedade universitária, consultando sítios Web especializados como Roll On Friday, Law Careers.Net, The Lawyer, Legal Cheek, Legal Week e Legal Futures ganhar experiência de trabalho numa organização comercial, como um bar, um call center, uma loja de departamentos ou, se possível, um escritório de advogados fazer um ano sabático, pois isso desenvolverá as suas capacidades de orçamentação, programação e redução de custos, e dar-lhes uma perspetiva internacional das questões comerciais participar em fóruns específicos do sector que lhes permitam assistir a seminários e estabelecer contactos com profissionais do sector ouvir podcasts ou programas de rádio relacionados com a atividade empresarial, como o programa Today da BBC Radio 4 ler publicações de negócios como o Financial Times e o The Economist e as páginas de negócios de um jornal diário como o The Times assistir a programas de televisão relacionados com a atividade empresarial como Newsnight, Panorama e Dragons' Den. Os candidatos deverão demonstrar consciência comercial desde o início do processo de candidatura, demonstrando um conhecimento profundo da empresa a que se estão a candidatar. É também provável que sejam testados durante um dia de avaliação. Poderão ser-lhes colocadas questões como:

Que negócio ou história de negócios mais o interessou recentemente?

Em cada negócio, que papel desempenhou a empresa?

Como poderia a empresa preparar-se para uma recessão económica?

Trabalho em equipa

Os advogados trabalham com uma grande variedade de pessoas e, na maioria das vezes, ganhar um caso é um trabalho de equipa. Os solicitadores têm de colaborar com os colegas e parceiros da sua empresa, bem como estabelecer contactos com os clientes. Os barristers têm de fomentar uma relação de trabalho estreita com os seus funcionários e, muitas vezes, trabalham em casos de grande visibilidade ao lado de outros barristers. A capacidade de trabalhar em equipa é essencial e terão de ser capazes de lidar com pessoas de todos os níveis da hierarquia jurídica, desde estagiários e alunos a membros do poder judicial. É também vital que os clientes confiem nos seus representantes legais, pelo que estes têm de ser simpáticos, persuasivos e educados. A forma mais fácil de aperfeiçoar as competências pessoais é juntar-se a uma equipa. Pode ser uma equipa desportiva, um clube de teatro ou um coro - qualquer coisa que permita aos advogados trabalhar com outros. Em alternativa, envolver-se na edição do jornal estudantil ou juntar-se a uma sociedade de debate é também uma das formas mais rentáveis. O trabalho a tempo parcial num serviço de apoio ao cliente é outra forma de melhorar esta competência.

Atenção ao pormenor

De facto, a exatidão é fundamental para o sucesso da carreira jurídica dos advogados. Uma única palavra fora do lugar pode alterar o significado de uma cláusula ou de um contrato, ao passo que os e-mails, cartas ou documentos mal escritos ou não gramaticais causam uma má impressão aos clientes, custando-lhes o negócio da empresa. Quando se candidatam a um emprego ou a um contrato de formação, devem lembrar-se de que os empregadores procuram erros ortográficos, de pontuação e gramaticais. Se a carta de apresentação for vaga, demasiado longa ou cheia de erros ortográficos, o recrutador pode questionar a opinião do potencial cliente sobre a sua carta de aconselhamento. Para melhorar a atenção aos pormenores, devem oferecer os seus serviços de revisão a publicações de estudantes e habituar-se a passar um pente fino no seu próprio trabalho.

Comunicação

As competências de comunicação oral e escrita fluentes são cruciais e, sem elas, qualquer advogado terá dificuldade em desempenhar eficazmente as funções de solicitador. Uma excelente capacidade de escuta é também importante quando se trabalha com clientes, uma vez que é necessário ser capaz de construir relações e gerar confiança. O advogado tem de ser um orador confiante quando defende um caso em tribunal, negoceia acordos e explica informações complexas aos clientes. Deve utilizar uma linguagem persuasiva, clara e sucinta. A capacidade de falar em público também é necessária para o exercício da profissão de advogado. Para aperfeiçoar esta competência durante a universidade, os advogados devem oferecer-se como porta-voz em actividades de grupo ou participar em equipas de debate.

A capacidade de escrita é igualmente importante na redação de cartas e documentos jurídicos. É necessário conhecer a linguagem técnica e jurídica e ser capaz de a transmitir de forma clara e concisa. Para melhorarem as suas capacidades de comunicação escrita, podem envolver-se na sociedade de direito da universidade. Podem redigir actas de reuniões, redigir e-mails, escrever boletins informativos ou gerir contas de redes sociais.

Resolução criativa de problemas

Algumas pessoas podem pensar que a profissão de advogado não dá muito espaço para o talento criativo de um indivíduo, mas isso simplesmente não é verdade. Independentemente da carreira jurídica que escolherem, terão frequentemente de pensar de forma inovadora para realizarem o seu trabalho. Como todos os solicitadores e advogados experientes sabem, o melhor curso de ação nem sempre é o mais fácil ou o mais óbvio. Para ultrapassar as partes contrárias e garantir um resultado positivo para o seu cliente, terão de empregar o seu pensamento criativo e as suas capacidades de resolução de problemas numa base quase diária. Uma boa maneira de desenvolver estas capacidades é participar em competições estudantis, como o mooting, tornar-se um representante dos estudantes ou ganhar um cargo na associação de estudantes.

Análise e pesquisa de informações

Ler grandes quantidades de informação, absorver factos e números, analisar material e destilá-lo em algo manejável é uma caraterística de qualquer carreira jurídica. É fundamental ser capaz de identificar o que é relevante na massa de informação e explicá-lo de forma clara e concisa ao cliente. Os advogados devem aperfeiçoar esta capacidade pegando em grandes documentos ou em artigos noticiosos extensos e fazendo listas de cinco pontos com os temas mais importantes. A investigação também desempenha um papel importante no trabalho quotidiano de um advogado. Necessitará de competências de investigação para fazer o trabalho de base num caso, redigir documentos jurídicos e aconselhar os clientes sobre questões complicadas. Os advogados devem aproveitar o tempo que passam na universidade para se familiarizarem com os recursos da Internet e da biblioteca e para criarem uma rede de contactos. Como advogado ou barrister recém-formado, os contactos no sector podem revelar-se uma fonte útil de aconselhamento.

Organização

Pesquisar pontos de direito, redigir documentos e contratos jurídicos, gerir processos, reunir-se com clientes, comparecer em tribunal e estabelecer contactos com profissionais da área jurídica - é justo dizer que a vida de um solicitador ou de um advogado é um grande ato de malabarismo. A capacidade de estabelecer prioridades e de se manter concentrado entre prioridades concorrentes é essencial e é por isso que as competências de organização são tão importantes. Terão muitas oportunidades para aperfeiçoar estas competências durante a sua formação e experiência profissional. Para o demonstrarem aos empregadores, podem mencionar o facto de terem tido um emprego a tempo parcial ou de serem membros de uma sociedade enquanto estudavam. Ou talvez tenham organizado um evento.

Outras competências úteis

Resiliência e auto-confiança - quando se trata de se destacar da multidão, a determinação e o entusiasmo são muito importantes, tal como a resiliência e a confiança nas suas próprias capacidades. Os advogados não se devem deixar abater pelas dificuldades em conseguir um contrato de formação ou de pupillage. Esta é uma carreira exigente e não é para todos. Ter a confiança necessária para se candidatar (e voltar a candidatar-se, se necessário), procurar e agir de acordo com o feedback é crucial nesta área

Iniciativa - embora a capacidade de trabalhar com êxito em equipa seja essencial, haverá ocasiões em que terá de mostrar iniciativa e independência. Por vezes, têm de tomar decisões rápidas, sem consultar os colegas.

Capacidade de trabalhar sob pressão - os solicitadores e os advogados gerem grandes volumes de trabalho com prazos apertados e o resultado desse trabalho pode ter um impacto duradouro na vida dos seus clientes.

2.3. Instruções metodológicas para o desenvolvimento das competências profissionais dos estudantes de Direito nas aulas de inglês

Ao realizar exercícios com base em métodos interactivos para desenvolver as competências profissionais dos advogados, é importante saber qual é o principal objetivo da criação do sistema de exercícios para utilizar estes métodos, lidando com competências linguísticas de modo a desenvolver as competências profissionais dos estudantes de Direito. Está disponível para lidar com diferentes métodos interactivos, tais como: Brainstorming, Role play, Word cloud, Concept Mapping, Discussão, Estudo de caso, Think Pair Share, Fishbowl, One Minute paper, Total Physical Response e outros. Além disso, é crucial notar que, enquanto os estudantes estão a melhorar as suas competências profissionais, podem reforçar o seu inglês académico praticando competências linguísticas como ler, falar, escrever, ouvir, vocabulário e outras. Assim, podemos analisar um conjunto de exercícios centrados no desenvolvimento das competências profissionais dos estudantes de Direito. Em primeiro lugar, analisamos os exercícios centrados no desenvolvimento da consciência comercial dos estudantes de Direito.

Listagem focada

Exercício 1. Trabalhem em grupo. Enumere várias ideias relacionadas com os actuais desenvolvimentos e desafios das empresas e dos mercados. Discuta-as com o seu grupo.

Respostas aceitáveis

- Grande possibilidade de os investidores gerirem a sua atividade

- Disponibilidade das organizações para defender os direitos dos investidores

- Dar independência aos empresários

- Documentos ilegais na sua atividade

- Ignorância dos empresários relativamente às questões fiscais

Mapeamento de conceitos. De acordo com este método, os alunos aumentam as suas competências auditivas e de vocabulário para concluírem o mapa apresentado abaixo. Ao ouvirem o podcast da rádio BBC, os alunos tomam conhecimento dos termos financeiros utilizados nas questões de direito e sabem como utilizar esses termos nos procedimentos comerciais.

Brainstorming

Exercício 3. Leia o texto sobre Empresas e mercados e encontre soluções eficazes para o problema dado sobre mercados e empresas. De acordo com o exemplo dado

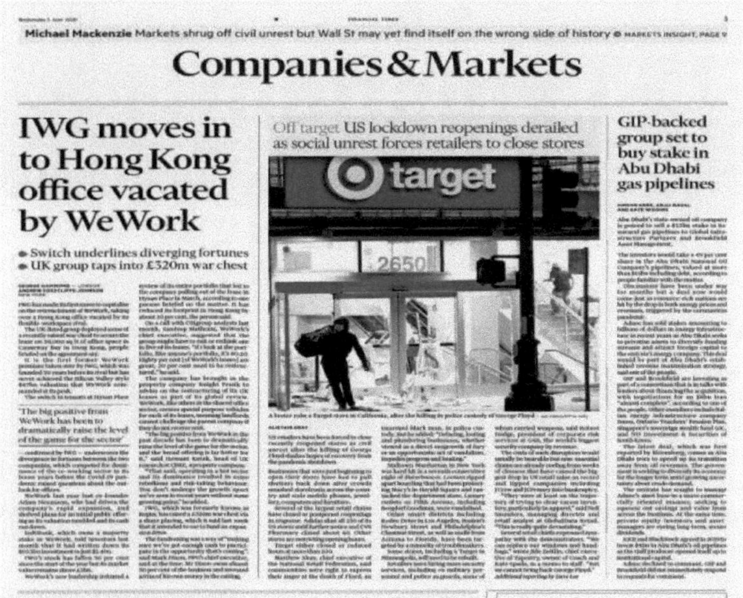

A próxima amostra de exercícios é dedicada ao trabalho em equipa ou com um grupo de pessoas ou pessoas de diferentes níveis, como clientes, consumidores e outros. Podemos utilizar vários métodos interactivos para melhorar as competências de expressão oral, pensamento crítico e compreensão auditiva, tais como jogos de papéis, nuvens de palavras e notas em cadeia.

Nuvem de palavras

Exercício 1. Faz corresponder as palavras da nuvem de palavras às suas definições de A a F.

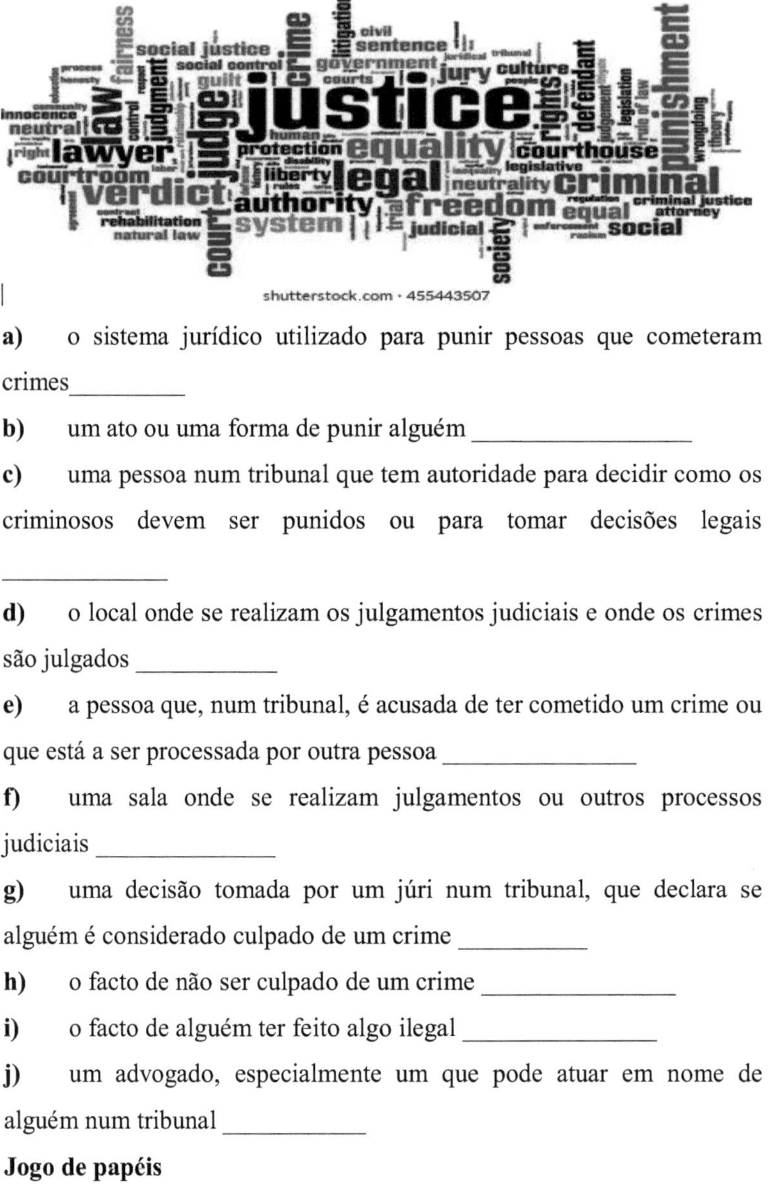

shutterstock.com · 455443507

a) o sistema jurídico utilizado para punir pessoas que cometeram crimes__________

b) um ato ou uma forma de punir alguém__________________

c) uma pessoa num tribunal que tem autoridade para decidir como os criminosos devem ser punidos ou para tomar decisões legais

____

d) o local onde se realizam os julgamentos judiciais e onde os crimes são julgados ____________

e) a pessoa que, num tribunal, é acusada de ter cometido um crime ou que está a ser processada por outra pessoa ________________

f) uma sala onde se realizam julgamentos ou outros processos judiciais ____________

g) uma decisão tomada por um júri num tribunal, que declara se alguém é considerado culpado de um crime ____________

h) o facto de não ser culpado de um crime ________________

i) o facto de alguém ter feito algo ilegal ________________

j) um advogado, especialmente um que pode atuar em nome de alguém num tribunal ____________

Jogo de papéis

Exercício 2. Leia o texto abaixo relacionado com o processo judicial e desempenhe um papel com base no texto.

A cena começa nos julgamentos de Gloucester, em setembro de 1819

Escrivão: Estamos aqui reunidos hoje, 6 de setembro de 1819, no quinquagésimo nono ano da nossa atual Majestade, o Rei Jorge III, para ouvir as acusações apresentadas contra o Sr. William Davis e a Sra. Betty Davis, ambos da paróquia de Woolaston, no condado de Gloucester. O Sr. William Davis e a Sra. Betty Davis são acusados de dever ao Duque de Beaufort o aluguer das casas de campo em que vivem em Woolaston Common.

Advogado de acusação: Meritíssimo, os arguidos William Davis e Betty Davis vivem num terreno comum em Woolaston, na Floresta de Dean. Vivem ambos em diferentes casas de campo no terreno comum. Quando, em 1810, Woolaston foi fechada, o terreno comum foi entregue a Sua Graça, o Duque de Beaufort. Atualmente, todas as pessoas que vivem em casas construídas em terrenos comuns têm de pagar uma renda ao Duque de Beaufort. O Sr. William Davis e a Sra. Betty Davis recusam-se a pagar, apesar de ser a lei.

Escrivão: Chamo a primeira testemunha Zouch Turton, agente de Sua Graça, o Duque de Beaufort. Entra Zouch Turton

Escrivão: O Sr. Zouch Turton faz o favor de prestar juramento O secretário entrega-lhe a Bíblia

Zouch Turton: Juro dizer a verdade, toda a verdade e nada mais do que a verdade, assim Deus me ajude.

Advogado de acusação: Sr. Turton, por favor, apresente o seu depoimento ao tribunal.

Zouch Turton: Sou o agente de Sua Graça o Duque de Beaufort. Os réus recusaram-se a pagar uma renda a Sua Graça, embora ele seja o proprietário legal das terras comuns em Woolaston. Sua Graça não quer tornar estas pessoas sem-abrigo, apenas está a cumprir a lei. O Sr. William Davis tem sido rude e a Sra. Betty Davis tem sido violenta. Eles não se vão safar por não pagarem. Advogado de acusação: Obrigado, Sr. Turton. Pode retirar-se.

Escrivão: Chamo a segunda testemunha, Thomas Fulljames, Comissário do Recinto de Woolaston. Entra Thomas Fulljames

Escrivão: O Sr. Thomas Fulljames pode prestar juramento O secretário entrega-lhe a Bíblia

Thomas Fulljames: Juro dizer a verdade, toda a verdade e nada mais do que a verdade.

Advogado de acusação: Sr. Fulljames, por favor, apresente o seu depoimento ao tribunal.

Thomas Fulljames: Organizei a ocupação de Woolaston como comissário oficial nomeado pelo Parlamento. Tudo o que fiz foi legal e justo. A terra dada a Sua Graça o Duque de Beaufort incluía a terra onde se encontram as casas de William Davis e Betty Davis.

Advogado de acusação: Obrigado, Sr. Fulljames. Pode retirar-se.

Escrivão: Chamo a terceira testemunha, Sr. Trophimus Fulljames. Entra Trophimus Fuljames

Escrivão: O Sr. Trophimus Fulljames faz o favor de prestar juramento O secretário entrega-lhe a Bíblia

Trophimus Fulljames: Juro dizer a verdade, toda a verdade e nada mais do que a verdade.

Advogado de acusação: Sr. Fulljames, por favor, apresente o seu depoimento ao tribunal.

Trophimus Fulljames: (EN) Fui o agrimensor da inclinação de Woolaston, nomeado pelos Comissários. Medi todas as terras com exatidão, com uma corrente de agrimensor. Medi o terreno comum onde vivem William e Betty Davis. Esta terra foi dada a Sua Graça o Duque de Beaufort. Trouxe o mapa que fiz do Recinto de Woolaston para vos mostrar. Este é o terreno comum onde estão as casas de campo - tudo isto pertence ao Duque de Beaufort.

Juiz: Por favor, passem o mapa aos jurados para que eles o vejam. O mapa é passado ao júri

Advogado de acusação: Obrigado, Sr. Fulljames. Pode retirar-se.

Escrivão: Chamo a terceira testemunha, Sr. Beale, o oficial de justiça. Entra Mr. Beale

Escriturário: O Sr. Beale faz o favor de prestar juramento O secretário entrega-lhe a Bíblia

Sr. Beale: Juro dizer a verdade, toda a verdade e nada mais do que a verdade, que Deus me ajude.

Advogado de acusação: Sr. Beale, por favor, apresente o seu depoimento ao tribunal.

Sr. Beale: O Sr. Zouch Turton, agente de Sua Graça o Duque de Beaufort, pediu-me para cobrar o pagamento ao Sr. William Davis e à Sra. Betty Davis. Eles não tinham pago ao Duque a renda das casas de campo, construídas no seu terreno.

Advogado de acusação: O que é que aconteceu quando foram para as casas de campo?

Sr. Beale: Fui primeiro à casa de campo de Betty Davis - ela não respondeu. Depois fui à casa de William Davis e ele estava no seu jardim das traseiras a cavar legumes. Assim que me viu, ficou com um ar muito zangado. Disse-me para me ir embora e como tinha uma pá na mão, fui-me embora rapidamente. Gritou que a casa de campo lhe pertencia a ele e não ao Duque de Beaufort.

Advogado de acusação: Obrigado, Sr. Beale. Pode retirar-se.

Escrivão: Chamo a terceira testemunha, o Reverendo Charles Bryan, Reitor da Paróquia de Woolaston

Entra o Reverendo Charles Bryan

Escrivão: Reverendo Charles Bryan, por favor, faça o seu juramento O secretário entrega-lhe a Bíblia Reverendo Charles Bryan: Juro dizer a verdade, toda a verdade e nada mais do que a verdade, assim Deus me ajude.

Advogado de acusação: Reverendo Charles Bryan, por favor, preste o seu depoimento ao tribunal.

Reverendo Charles Bryan: Sou o Reitor da Paróquia de Woolaston. Gostaria de dizer ao tribunal que William Davis é um homem ímpio que viveu com a sua mulher durante dois anos antes de se casar. Teve dois filhos durante esse tempo.

Escriturário: O Sr. Woodroffe faz o favor de prestar juramento O secretário entrega-lhe a Bíblia.

James Woodfroffe: Juro dizer a verdade, toda a verdade e nada mais do que a verdade, que Deus me ajude.

Advogado de acusação: Sr. Woodroffe, por favor, apresente o seu depoimento ao tribunal.

James Woodfroffe: Sou um Guardião da Igreja. Organizo a assistência aos pobres em Woolaston. Vim aqui hoje para dizer ao tribunal que, se os arguidos forem despejados, a paróquia terá de lhes pagar um subsídio de pobreza e essa é uma despesa que a paróquia não pode suportar. Betty Davis é uma mulher de bom carácter que vai à igreja regularmente.

Advogado da Defesa: Obrigado, Sr. Woodroffe, pode retirar-se.

Juiz: Advogado da Defesa: esta é a vossa última testemunha?

Juiz: O Sr. William Davis e a Sra. Betty Davis têm alguma coisa a dizer em vossa defesa?

William Davis: Meritíssimo, as casas de campo nos terrenos comuns pertencem-nos. A minha família vive nos terrenos comuns de Woolaston há várias gerações. Antes da inclinação de Woolaston, podia pastar as minhas ovelhas, porcos e gansos e cultivar legumes. Isso já não é permitido. Onde é que vou pastar os meus animais? Não pagarei ao Duque de Beaufort pelo que me pertence.

Juiz: Sra. Betty Davis, tem alguma coisa a dizer?

Betty Davis: O Duque de Beaufort pensa que nos pode assustar com todo o seu dinheiro.

Juiz: Senhores do Júri, ouviram as testemunhas e a

arguidos. Por favor, confiram entre vós e anunciem o vosso veredito.

O júri discute o veredito num sussurro

Membro do júri:

Juiz:

O veredito e o castigo (se for caso disso) devem ser decididos pelos alunos. Esta questão pode ser utilizada como ponto de discussão após a atuação.

Descrever uma imagem. Exercício 3. Trabalhar em equipa. Tenta descobrir o que representam as imagens. Define e escreve uma breve descrição das imagens e depois discute cada imagem com o teu parceiro.

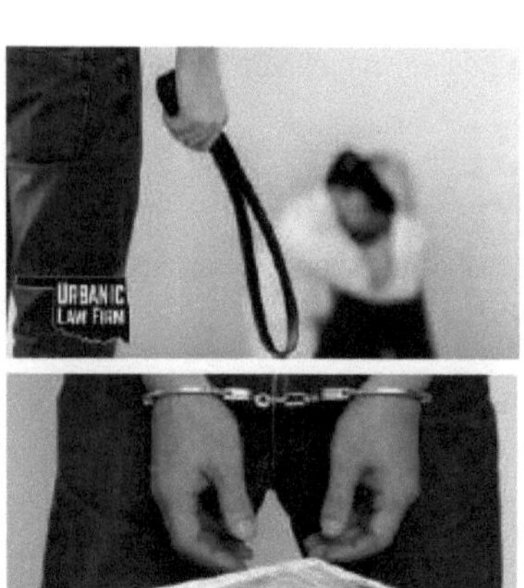

1. Type of crime _____________
Definition_______________
____
____
Example sentence__________
____

2.Type of crime___________
Definition_______________
____
____
Example sentence__________
____

3.Type of crime___________
Definition_______________
____
____
Example sentence__________
____

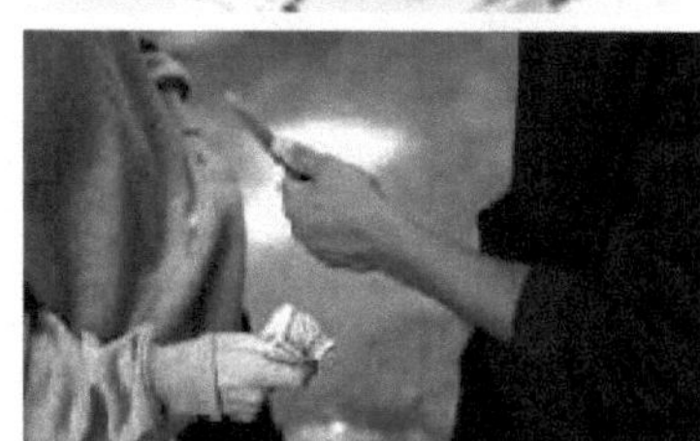

Resumo do segundo capítulo

Como já foi referido, outros dados indicam questões teóricas e práticas relativas ao aumento das capacidades profissionais dos advogados que se encontram no nível B2. Neste contexto, é evidente que nessa parte existem programas, programas de estudo e currículos adequados para ensinar os estudantes de ESP, centrados sobretudo no desenvolvimento de competências profissionais. Relativamente às reformas e aos princípios curriculares no Usbequistão, podemos referir o sistema de testes do CEFR em todos os requisitos de ensino e aprendizagem de línguas estrangeiras. O Centro é responsável por uma grande quantidade de trabalho, como a realização de investigações científicas orientadas para a elaboração e introdução de técnicas inovadoras de ensino de línguas estrangeiras a crianças uzbeques em todos os graus de educação contínua; o desenvolvimento de normas educativas sobre a aprendizagem de línguas estrangeiras; a manutenção de apoio metodológico a instituições educativas, a preparação de professores e especialistas no domínio do ensino de línguas estrangeiras, a implementação de métodos modernos de ensino de línguas estrangeiras, o controlo da realização dos requisitos das normas internacionais de ensino de línguas estrangeiras de acordo com o "Quadro Europeu Comum de Referências: aprendizagem, ensino, avaliação". Não só os especialistas em línguas, mas também os advogados e outras profissões são obrigados a dominar o inglês, no mínimo, ao nível B2. A maior parte da literatura popular do mundo está em inglês e a língua é importante para o aperfeiçoamento profissional (vocacional). Independentemente da natureza e do tipo de atividade, é praticamente impossível crescer profissionalmente sem conhecimentos de inglês. Tendo em conta as reformas educativas e a elevada procura de inglês, juntamente com as práticas internacionais em diferentes domínios, a ideia de introduzir o inglês como meio de ensino começou a parecer viável para o governo. Atualmente, os estabelecimentos de ensino com o inglês como meio de instrução tornaram-se as instituições mais preferidas para estudar. No que diz respeito à eficácia da utilização de métodos interactivos no ensino do Direito para alunos B2, podemos apresentar vários tipos de métodos interactivos e as suas técnicas de utilização durante as aulas, tais como: Brainstorming, Discussão, Jogo de papéis, Estudo de casos, Mapa mental, Debate, Palavras cruzadas, Pensar em pares, Partilhar e outros. Todos estes métodos interactivos mencionados podem ajudar a melhorar as competências profissionais dos advogados, o que implica a resolução criativa de problemas, o trabalho em equipa, a comunicação, a atenção aos detalhes, o raciocínio lógico e o trabalho sob pressão. Estes métodos podem desenvolver tanto as competências linguísticas como as competências profissionais dos advogados na sua própria proficiência. Além disso, é essencial trabalhar no sistema de exercícios centrados no desenvolvimento de competências profissionais, bem como de competências linguísticas, tais como: ouvir, escrever, ler, falar, vocabulário e gramática. Além disso, é crucial notar que, enquanto os alunos estão a melhorar as competências profissionais, podem reforçar o seu inglês académico praticando competências linguísticas como ler, falar, escrever, ouvir, vocabulário e outras. Assim, podemos analisar um conjunto de exercícios centrados no desenvolvimento das competências profissionais dos estudantes de Direito.

CAPÍTULO III. METODOLOGIA EXPERIMENTAL DE DESENVOLVIMENTO DAS COMPETÊNCIAS PROFISSIONAIS DOS ALUNOS DO ENSINO SUPERIOR

3.1. Realização do ensino experimental

A investigação contemporânea observou as formas eficazes de utilização de métodos interactivos para desenvolver as competências profissionais dos estudantes de direito de nível B2 no contexto do ensino superior uzbeque. Estes estudantes tinham idades compreendidas entre os 20 e os 21 anos e o inglês era a sua disciplina não específica. No sistema educativo uzbeque, parte-se do princípio de que, nesta fase, os estudantes do ESP estão preocupados em aumentar a sua consciência profissional e académica em inglês e em serem suficientemente independentes para estarem conscientes das suas responsabilidades no seu próprio sistema de aprendizagem. Por conseguinte, espera-se que melhorem no domínio das competências profissionais que gostariam de prosseguir a nível académico. Durante o período da investigação, o investigador utilizou diferentes tipos de métodos, técnicas e abordagens interactivas para desenvolver as competências profissionais dos alunos B2 em ligação com as competências linguísticas. A orientação de várias competências profissionais dos advogados, juntamente com a integração das competências de escrita, audição, leitura e expressão oral com base em métodos interactivos, é o principal objetivo e procedimento aplicado durante a observação da investigação.

A. Os sujeitos

A experiência foi realizada na Universidade Estatal de Direito de Tashkent e foram escolhidos dois grupos para serem observados. No total, o investigador observou 36 participantes que estão a frequentar o primeiro ano académico na Universidade. Para obter resultados mais precisos e uma análise estatística, foram divididos em dois grupos: o grupo com o número

217 foi designado como experimental e o grupo 211 como de controlo. A disciplina de Direito Civil e Penal foi escolhida como base para a realização do presente trabalho de investigação. Embora a maioria dos membros demonstre maior competência noutras competências, muitos dos participantes do grupo pertencem ao nível B2 em termos de utilização de métodos interactivos para obter resultados eficazes durante a investigação.

Para o seu ano académico, cada um dos alunos recebe manuais especiais e outros materiais extra relacionados com o programa de estudos. Durante as aulas de inglês, o grupo de controlo foi ensinado pelo investigador de acordo com o seu próprio programa académico e livro de curso, utilizando as técnicas tradicionais. Enquanto no grupo experimental, o investigador aplicou métodos e tarefas diferentes, utilizando vários materiais autênticos, centrando-se sobretudo na melhoria das competências profissionais. Durante o período de investigação, a sala de aula centrada no aluno desempenhou o papel principal, tendo sido realçado não só o trabalho individual, mas também o trabalho em pares e em grupo, a fim de aumentar a interação e a colaboração dos alunos. Além disso, foram implementadas actividades interactivas distintas e cada uma das aulas foi conduzida com a ajuda de tecnologias inovadoras, tais como lap top, projetor, quadro interativo, cartazes, altifalantes, etc.

O quadro seguinte apresenta as características básicas dos grupos experimental e de controlo:

Tabela 1. O grupo de controlo

	Nome e apelido	Grupo
1	Abduvohidov Jamshidbek	211
2	Axmadjonov Jahongir	211
3	Baratov Farrux	211
4	Vahabov Komil	211

5	Isoqov Nursulton	211
6	Qahramonov Sayfiddin	211
7	Maxmudov Sardor	211
8	Mahmudova Dinara	211
9	Odilov Elbek	211
10	Rayimov Asliddin	211
11	Solijonov Hayrullo	211
12	Sultonov Mirzabek	211
13	Usmonov Hayriddin	211
14	Xamidov Qodir	211
15	Xosilbekov Azizbek	211
16	Xakimov Nurullo	211
17	Ergashev Bahodir	211
18	Eshpo'latov Muhriddin	211

Tabela 2. Os grupos experimentais

	Nome e apelido	Grupo
1	Abdunabiyev Shohrux	217

2	Abdullayeva Mohinur	217
3	Begaliyev Doniyor	217
4	Madrahimov Nizomiddin	217
5	Shermatov Dostonbek	217
6	Mo'minjonov Umarali	217
7	Abdusalomov Mirjalol	217
8	Turgunov Alisher	217
9	Nabiyev Ulug'bek	217
10	Halimov Abdulla	217
11	Hamrayev Tohirjon	217
12	Maxammadolimov Sherzodbek	217
13	Kamolov Ilhom	217
14	Qodirov Abdurahmon	217
15	Kamolov Sanjar	217
16	Xyriddinov Muzaffar	217
17	Yo'ldoshev Asadbek	217
18	Yangiboyev Arslonbek	217

B. Os métodos de investigação. O investigador combinou métodos de investigação qualitativos e quantitativos durante a realização do trabalho de investigação.

O método quantitativo, que fornece uma descrição sistemática, factual e exacta de uma situação, recebe e analisa os dados do trabalho de investigação. Ajudou o investigador a testar a hipótese. No presente trabalho de investigação, foram efectuados pré e pós-testes com base no método quantitativo.

C. Materiais

São vários os instrumentos utilizados neste estudo que serviram para recolher a informação relativa aos problemas do estudo. São eles: ficha de observação, protocolo de entrevista, questionários, feedback, pré e pós-testes.

A observação é conhecida como uma forma de recolha de dados em que o investigador regista a informação durante o período de investigação. Margono afirmou que "a observação é um método de recolha de dados que utiliza observações da investigação" (Margogno, 2006). A ficha de observação foi utilizada durante a observação na sala de aula. Esta observação na sala de aula foi realizada diretamente, uma vez que o investigador observou o processo de ensino e aprendizagem diretamente, assistindo à aula. Através da observação, será identificado, passo a passo, qual dos métodos interactivos de ensino da Lei que foram investigados durante o trabalho de investigação tem mais eficácia.

Os questionários permitem ao investigador obter dados estatisticamente significativos dos inquiridos. No contexto do presente estudo, o investigador irá aplicar questionários aos alunos sobre a forma como aplicam as técnicas, os benefícios que obtêm, os problemas que enfrentam e o equipamento utilizado. A presente investigação teve como objetivo realizar questionários para determinar quais os métodos interactivos preferidos por um grupo específico de alunos e, em seguida, investigar as razões das escolhas dos alunos a esse respeito.

Teste. O investigador também partilhou um teste escrito no início da observação e no final de cada ciclo. Os inquiridos foram instruídos a escrever com várias orientações. Em primeiro lugar, foi dada a maior atenção à aplicação das aulas experimentais com a ajuda do pré-teste, que foi aplicado para verificar os conhecimentos gerais dos alunos. Em seguida, o pós-teste foi útil para avaliar o processo de aquisição da língua dos alunos após as aulas experimentais.

Todos os instrumentos de recolha de dados têm as suas próprias vantagens, mas também limitações. A escolha dos métodos de recolha de dados desta investigação baseou-se numa análise cuidadosa das questões de investigação. Além disso, a implementação da investigação e elementos como o fator tempo, o acesso aos inquiridos e o local da investigação foram incluídos.

D. Equipamento

A fim de proporcionar aos alunos uma participação ativa nas aulas, foram utilizados os seguintes instrumentos:

Quadro branco e televisão - é absolutamente essencial utilizá-los durante o processo de ensino, uma vez que podem transmitir qualquer mensagem fluentemente e quaisquer vídeos relacionados com o tema desempenham um papel importante nas aulas de línguas. relacionados com o tema desempenham um papel importante nas aulas de línguas. Sendo uma ferramenta tecnológica inovadora, o quadro branco capta a atenção dos alunos e permite a sua participação ativa.

O projetor foi o equipamento principal e essencial durante as aulas. O investigador implementou este dispositivo para exibir diferentes materiais de vídeo e apresentar apresentações de cada tópico relacionado com a utilização de métodos interactivos.

O computador portátil também foi utilizado para impulsionar o processo de aquisição de línguas estrangeiras dos alunos, expondo e analisando abordagens de aprendizagem de línguas muito mais eficazes, bem como ajudando a transferir materiais multimédia para o projetor.

Altifalante e auscultadores - era essencial utilizar altifalantes e auscultadores durante a aula para fazer exercícios de audição e apresentar materiais de vídeo

Quadro e giz - o investigador explicou as regras básicas de cada novo tópico no quadro com as amostras comuns, de modo a transmitir novas informações de forma mais eficaz.

Marcadores de texto - os alunos tiveram de trazer marcadores de texto para para sublinhar os pontos necessários da informação que lhes foi apresentada em cada lição quando estão a praticar com jogos interactivos.

Procedimento da investigação

No âmbito da observação, também trabalhei com as ideias e discussões dos professores relacionadas com as perguntas da entrevista, a fim de discutir a utilização de métodos interactivos e jogos para aumentar as competências profissionais dos advogados em termos de língua inglesa. Foi decidido que existiam vários problemas relacionados com a insuficiência de materiais didácticos, manuais, desafios na utilização do inglês na sua própria profissão e também no conhecimento académico. Relativamente a estes problemas, decidimos escolher as formas e estratégias mais eficazes para implementar com os nossos alunos do segundo ano. As estratégias que seleccionámos foram a abordagem centrada no aluno, juntamente com a realização de instruções de jogos interactivos, a pré-visualização de vocabulário e a integração das competências de audição, escrita, leitura e fala. Durante a investigação de dois meses, o investigador, juntamente com o professor da turma do grupo experimental, Grupo 1 (Experiência), implementou as estratégias acima mencionadas com métodos interactivos sugeridos. Com o grupo de controlo 2, limitámo-nos a seguir o currículo com os nossos alunos. Discutimos não só o que poderíamos fazer para implementar as competências profissionais dos alunos do B2, mas também que formas eficazes poderíamos acrescentar.

Para o Grupo 1, foram utilizados métodos interactivos como o Brainstorming, o Debate e exercícios baseados em estudos de caso, que incluíam diferentes formas de desenvolver competências profissionais centradas nas competências e estratégias linguísticas. Cada um dos folhetos começa com técnicas e actividades interactivas, vocabulário, tarefas de audição, leitura e expressão oral, questões de discussão concebidas para expressar ideias. Depois de reunir as informações e o vocabulário necessários em termos do tema, passa-se às actividades do método interativo, que vão do mais fácil ao mais difícil. Assim, espera-se que os alunos pratiquem e melhorem as suas competências profissionais com a ajuda dos materiais baseados nas competências linguísticas. Para lidar com todas as tarefas, foi implementado um conjunto de exercícios guiados e o programa de métodos e programas de estudo baseados numa abordagem controlada, à medida que avançávamos no desenvolvimento do processo profissional. Criámos propositadamente um ambiente de comunicação encorajador para que todos os alunos se sentissem confortáveis e seguros para transmitir os seus conhecimentos, as suas competências linguísticas e as suas ideias sem receio de críticas severas. Por isso, levámos a cabo a investigação durante dois meses. Além disso, o mais importante é o facto de termos tido a sensatez de não nos concentrarmos numa das competências linguísticas, como a expressão oral, a expressão escrita ou a compreensão oral e a gramática, em vez de estas competências linguísticas servirem para melhorar as competências profissionais dos advogados. Demos aos alunos a oportunidade de expressarem livremente as suas ideias em inglês escrito ou falado, o que estava relacionado com a sua especialidade, numa palavra, concentrámo-nos principalmente na fluência e na precisão do inglês jurídico. Na fase final da investigação, o investigador voltou a analisar os dados e a discutir a melhoria das competências profissionais para a maioria dos alunos e as possíveis razões para aqueles que não o fizeram. Verificámos que a implementação das formas acima mencionadas provou ser benéfica não só para os alunos B2, mas também para todos os alunos de todos os níveis.

A. As variáveis

Durante a investigação efectuada, o investigador teve de lidar com as seguintes variáveis: variáveis dependentes, independentes e moderadoras.

A variável independente é utilizada para explicar ou medir o fator que se presume que produz ou, pelo menos, tem impacto no resultado ou no problema. As formas eficazes de utilização de métodos interactivos no desenvolvimento de competências profissionais constituem a variável independente da presente investigação.

A variável que é utilizada para descrever o problema ou o resultado em estudo é designada por variável dependente, na qual outras variáveis podem ser afectadas. A variável dependente do presente documento é a melhoria das competências profissionais dos alunos B2.

Uma variável moderadora é uma variável independente especial que pode influenciar a relação entre a variável dependente e a variável independente.

a relação entre a variável dependente e a variável independente. A variável *variável moderadora* do estudo é a melhoria das competências profissionais do aprendente de ESP em língua inglesa.

B. Validade e fiabilidade da investigação

No que diz respeito à validade da investigação, o investigador designou prudentemente variáveis no que diz respeito à integração das competências profissionais dos alunos de ESP centradas em estratégias de ensino interactivas que são utilizadas no inglês académico ou profissional. Existe um elevado grau de homogeneidade no sistema educativo uzbeque, que é regulado pelo Ministro da Educação. Os programas de ensino baseiam-se no Quadro Europeu Comum de Referência para as Línguas (QECR).

A própria investigação é objeto de medição. A fiabilidade refere-se aos resultados da investigação e à sua fiabilidade na mesma amostra em várias circunstâncias. Na investigação, o feedback dos inquiridos é utilizado para garantir a fiabilidade dos resultados e, na entrevista, o investigador incluiu perguntas para os participantes comentarem alguns dos dados recolhidos nos questionários. Apesar do intervalo de tempo entre a administração do elemento de validade. Durante a investigação, foram seleccionados questionários que incluem perguntas abertas, entrevistas e amostras de exercícios são medidas de pesquisa. questionário e a entrevista, os participantes foram consistentes nas respostas, o que confirmou a honestidade das respostas dos estudantes e contribuiu para a fiabilidade global da investigação.

As etapas específicas da experiência

No que diz respeito à organização do processo, o trabalho de investigação foi dividido em 6 fases:

O primeiro passo foi a recolha de dados de várias fontes, como livros, artigos, teses anteriores e investigações existentes. Todos eles deram um grande contributo para esta base teórica, o que levou a evitar que a investigação reinventasse a roda.

O segundo passo foi selecionar os alunos auditivos e os alunos. Foram escolhidos dois grupos de alunos de inglês da mesma idade, mas com níveis académicos diferentes.

A terceira etapa consistiu em negociar com os professores universitários que aprovaram a sua participação na experiência e consentiram em responder às perguntas da entrevista.

A quarta etapa consistiu em eliminar os pontos fracos de ambos os grupos e organizar uma gestão bem sucedida da sala de aula, incluindo actividades de métodos interactivos adequados, um ambiente de aprendizagem positivo e tarefas estimulantes que aumentem a interação dos alunos.

O quinto passo, e provavelmente o mais importante, foi a realização de um pós-teste que preparou e verificou o progresso dos alunos experimentais e de controlo nas lições experimentais oferecidas e a sua eficácia para a melhoria das competências profissionais em inglês, que foi considerada a prioridade da presente investigação.

A sexta e última etapa consistiu em analisar os resultados fornecidos e chegar a uma conclusão.

A. Recolha de dados

Na sequência da experiência, os dados fundamentais foram cuidadosamente investigados de modo a demonstrar a hipótese do presente trabalho de qualificação. Os métodos do trabalho em curso foram qualitativos e quantitativos, tendo sido calculadas as médias e as modificações padrão do grupo de controlo e do grupo experimental, a fim de obter efeitos positivos da utilização de métodos interactivos no reforço das competências profissionais dos advogados. Na investigação qualitativa, os dados são recolhidos através de observação diligente, entrevista e questionário. Neste estudo, a observação diligente consiste em fazer uma observação intensiva para recolher dados sobre as formas eficazes e os resultados da utilização de métodos interactivos no ensino dos procedimentos jurídicos, a fim de melhorar as competências profissionais dos alunos B2 dos professores e estudantes da Universidade Estatal de Direito de Tashkent e da UzSWLU. Em seguida, o investigador recolheu dados do questionário dos estudantes, que tinha por objetivo identificar a análise das necessidades de aprendizagem de uma língua estrangeira e as suas principais competências linguísticas. Os dados quantitativos foram recolhidos com a ajuda dos resultados dos pré e pós-testes, tendo os investigadores apresentado uma comparação estatística dos resultados obtidos.

B. Análise das necessidades.

Após uma semana de observação das aulas de inglês e de uma entrevista com os professores, foi elaborado um questionário aberto para os alunos. O questionário foi aplicado tanto ao grupo experimental como ao grupo de controlo. Foi também pedido aos alunos que dessem uma resposta direta e que não hesitassem em alterar as suas respostas. Alguns deles, como era a primeira vez que preenchiam este tipo de questionário, tiveram dificuldade em responder a algumas perguntas, pelo que o investigador teve de lhes dar explicações. No final, todos os dados foram recolhidos com êxito.

Pré-teste

Depois de efetuar a análise das necessidades, o investigador observou vários elementos, incluindo os planos de aula dos professores, o plano temático, os tópicos anteriores e os

procedimento de condução da aula. Foram observados e analisados para conceber o pré-teste que ajudou a identificar o desenvolvimento das competências dos alunos. O segundo objetivo da aplicação do pré-teste era comparar o progresso das competências profissionais no final do estudo. Com a ajuda do pré-teste, o investigador pode facilmente conhecer as capacidades dos sujeitos. O pré-teste foi distribuído aos participantes no estudo e foi-lhes pedido que o terminassem individualmente.

Pós-teste

A fim de aumentar a credibilidade da experiência, o investigador decidiu aplicar os testes finais que verificavam as competências profissionais dos alunos com base nas competências linguísticas. Os alunos foram avisados com antecedência sobre o pós-teste. O pós-teste demorava 60 minutos a ser preenchido e era semelhante ao pré-teste. Antes do teste, o investigador explicou em pormenor as tarefas do teste, embora os alunos tivessem experiência suficiente em passar testes. Em ambos os grupos: experimental e de controlo, cada aluno foi submetido aos testes. Alguns alunos estavam prontos para fazer o teste em trinta minutos, pois tinham-no terminado mais cedo do que o previsto, outros não conseguiram terminar o teste, mas o limite de tempo era o mesmo para os dois grupos. Depois de terminadas, as folhas de teste foram recolhidas, marcadas, analisadas e introduzidas no computador para análise dos dados. No final da experiência, o investigador recolheu os resultados padronizados de ambos os testes, de acordo com as estatísticas de participação dos alunos no estudo.

3.2 Resultados do ensino experimental

Esta secção foi realmente uma parte crucial do processo de investigação. Em primeiro lugar, no processo, o investigador realizou um pré-teste para identificar os desafios da utilização da língua na sua proficiência e apresentar alguns resumos para a hipótese do trabalho de investigação. De acordo com o pré-teste, o teste propriamente dito foi realizado sob a forma de testes escritos e práticos, que foram organizados no caso dos métodos interactivos. No que diz respeito à técnica de organização do pré-teste, a forma escrita envolveu tarefas de escrita e de leitura, enquanto a parte prática incluiu tarefas de compreensão e expressão oral.

Resultados do pré-teste

No pré-teste, o investigador dividiu o teste em partes escritas e práticas. Na parte escrita, os alunos deviam ler o texto e fazer uma atividade de verificação de equívocos e, em relação a este texto, faziam uma atividade de palavras cruzadas, descobrindo as palavras necessárias do texto, com definições ou sinónimos dados de 1 a 10. No que respeita à tarefa de escrita, foi pedido aos alunos que fizessem um brainstorming da estrutura e das frases apropriadas para uma candidatura a um emprego. Após o brainstorming, escreveram uma carta de candidatura a um emprego para o endereço pretendido. Além disso, o teste prático incluía o debate através da visualização do vídeo sobre o tipo de direito penal e a procura de soluções viáveis para o problema apresentado. O principal objetivo da utilização destes métodos interactivos mencionados foi melhorar a comunicação, a resolução criativa de problemas, o pensamento crítico, a atenção aos pormenores e outras competências profissionais essenciais no caso dos procedimentos jurídicos.

Resultados do pré-teste

Quadro 4A

Grupo 217 (grupo experimental)

№	Nome e apelido	Prova escrita (30 pontos)	Prova prática (20 pontos)	Total (50 pontos)	%
1	Abdunabiyev Shohrux	24	14	38	76

2	Abdullayeva Mohinur	23	25	38	76
3	Begaliyev Doniyor	17	13	30	60
4	Madrahimov Nizomjon	25	15	40	80
5	Shermatov Dostonbek	25	16	41	82
6	Mo'minjonov Umarali	20	15	35	70
7	Abdusalomov Mirjalol	21	14	35	70
8	Turgunov Alisher	17	11	28	56
9	Nabiyev Ulug'bek	20	13	33	66
10	Halimov Abdulla	22	16	38	76
11	Hamrayev Tohirjon	18	10	28	56
12	Maxammadiev Sherzod	16	13	29	58
13	Kamolov Ilhom	25	15	40	80
14	Qodirov Abdurahmon	26	16	42	84
15	Kamolov Sanjar	18	10	28	56
16	Xyriddinov Muzaffar	23	12	35	70

| 1 7 | Yo'ldoshev Asadbek | 24 | 13 | 37 | 74 |
| 1 8 | Yangiboyev Arslonbek | 16 | 14 | 30 | 60 |

Quadro 4 B

Grupo 211 (grupo de controlo)

№	Nome e apelido	Prova escrita (30 pontos)	Prova prática (20 pontos)	Total (50 pontos)	%
1	Abduvohidov Jamshid	24	16	40	80
2	Axmadjonov Jahongir	23	25	38	76
3	Baratov Farrux	20	15	35	70
4	Vahabov Komil	25	15	40	80
5	Isoqov Nursulton	25	16	41	82
6	Qahramonov Sayfiddin	15	15	30	60
7	Maxmudov Sardor	21	14	35	70
8	Mahmudova Dinara	17	11	28	56
9	Odilov Elbek	20	15	35	70
10	Rayimov Asliddin	21	10	31	62
11	Solijonov Hayrullo	18	11	29	58

12	Sultonov Mirzabek	16	13	29	58
13	Usmonov Hayriddin	25	15	40	80
14	Xamidov Qodir	26	17	43	86
15	Xosilbekov Azizbek	18	10	28	56
16	Xakimov Nurullo	23	12	35	70
17	Ergashev Bahodir	24	13	37	74
18	Eshpo'latov Muhriddin	16	14	30	60

O nível de competência profissional dos alunos do grupo de controlo e do grupo experimental com base nas competências linguísticas foi apresentado no gráfico seguinte em percentagens de 50%.

Gráfico 1.

Grupo 217 (grupo experimental)

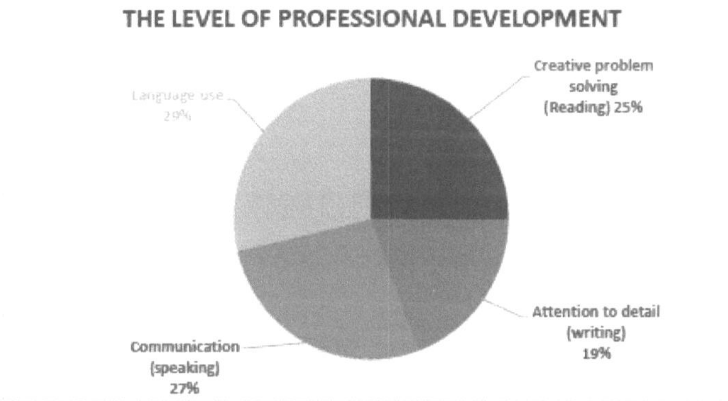

Gráfico 2.

Grupo 211 (grupo de controlo)

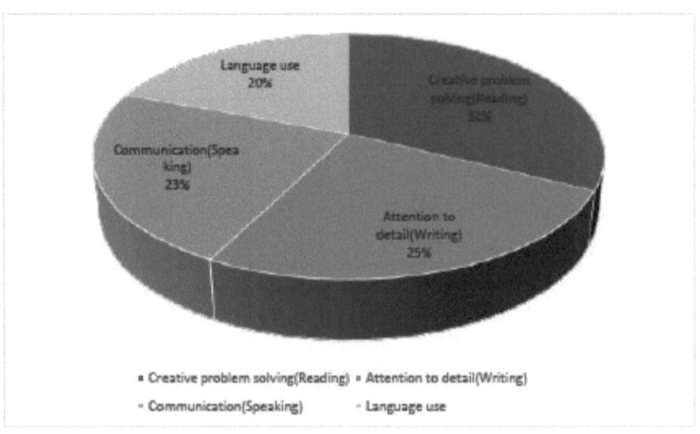

Quadro 5 A

Resultados do pós-teste

Grupo 217 (grupo experimental)

№	Nome e apelido	Prova escrita (30 pontos)	Prova prática (20 pontos)	Total (50 pontos)	%
1	Abdunabiyev Shohrux	27	15	42	84
2	Abdullayeva Mohinur	29	19	48	98
3	Begaliyev Doniyor	28	18	46	95
4	Madrahimov Nizomjon	24	16	40	80
5	Shermatov Dostonbek	26	19	40	80
6	Mo'minjonov Umarali	26	17	45	90
7	Abdusalomov Mirjalol	25	16	41	84

8	Turgunov Alisher	24	17	41	84
9	Nabiyev Ulug'bek	22	16	38	78
10	Halimov Abdulla	28	17	45	90
11	Hamrayev Tohirjon	29	19	48	84
12	Maxammadiev Sherzod	25	16	41	82
13	Kamolov Ilhom	29	18	47	94
14	Qodirov Abdurahmon	25	18	47	70
15	Kamolov Sanjar	26	19	45	90
16	Xyriddinov Muzaffar	28	17	45	86
17	Yo'ldoshev Asadbek	25	17	42	84
18	Yangiboyev Arslonbek	26	19	45	90

Quadro 5 B

Grupo 211 (grupo de controlo)

№	Nome e apelido	Prova escrita (30 pontos)	Prova prática (20 pontos)	Total (50 pontos)	%

1	Abduvohidov Jamshid	25	10	35	70
2	Axmadjonov Jahongir	22	16	38	76
3	Baratov Farrux	25	18	42	84
4	Vahabov Komil	24	17	41	82
5	Isoqov Nursulton	23	15	38	76
6	Qahramonov Sayfiddin	14	17	31	62
7	Maxmudov Sardor	17	20	37	74
8	Mahmudova Dinara	19	16	35	70
9	Odilov Elbek	19	13	32	64
10	Rayimov Asliddin	22	16	38	76
11	Solijonov Hayrullo	24	17	41	72
12	Sultonov Mirzabek	18	12	30	60
13	Usmonov Hayriddin	18	14	32	64
14	Xamidov Qodir	26	18	44	88
15	Xosilbekov Azizbek	18	14	32	64
16	Xakimov Nurullo	20	15	35	70
17	Ergashev Bahodir	21	16	37	74
18	Eshpo'latov Muhriddin	17	14	28	58

O passo seguinte foi calcular *a média, a moda, a mediana, a amplitude e o desvio padrão.*

A média foi calculada através da seguinte fórmula:

$$X = \frac{\sum X}{N}$$

$$X = \frac{625}{18} = 34,7$$

Resultados do pré-teste

Quadro 6 A

Grupo 217 (grupo experimental)

№	Nome e apelido	Pontuação	Média	Diferença	Diferença ao quadrado
1	Abdunabiyev Shohrux	38	34,7	0,3	0,09
2	Abdullayeva Mohinur	38	34,7	3,3	10.89
3	Begaliyev Doniyor	30	34,7	-4,7	22,09
4	Madrahimov Nizomjon	40	34,7	5,3	28,09
5	Shermatov Dostonbek	41	34,7	6,3	39,69
6	Mo'minjonov Umarali	35	34,7	0,3	0,09
7	Abdusalomov Mirjalol	35	34,7	0,3	0,09
8	Turgunov Alisher	28	34,7	-6,7	44,89
9	Nabiyev Ulug'bek	33	34,7	-1,7	2,89
10	Halimov Abdulla	38	34,7	0,3	0,09

11	Hamrayev Tohirjon	28	34,7	-6,7	44,89
12	Maxammadiev Sherzod	29	34,7	-5,7	32,49
13	Kamolov Ilhom	40	34,7	5,3	28,09
14	Qodirov Abdurahmon	42	34,7	7,3	53,29
15	Kamolov Sanjar	28	34,7	-6,7	44,89
16	Xyriddinov Muzaffar	35	34,7	0,3	0,09
17	Yo'ldoshev Asadbek	35	34,7	0,3	0,09
18	Yangiboyev Arslonbek	30	34,7	-4,7	22,09

Distribuição de frequências Quadro 6 B

Valor da pontuação	28	29	30	33	35	37	38	40	41	42
Frequência	3	1	2	1	4	1	3	2	1	1

Moda=35 Mediana=35 **Intervalo=14**(42-28)

O desvio padrão do pré-teste é a média das diferenças de todas as pontuações em relação à média. A fórmula seguinte foi utilizada para calcular o desvio padrão de um conjunto de classificações:

$$SD = \frac{374{,}8}{18} = \sqrt{20.8} = 4.5$$

Tabela 7. Dados do exame pré-teste (grupo experimental)

Média	Modo	Mediana	Baixa	Elevado	Gama	Sd
34,7	35	35	28	42	14	4,5

Resultados do pré-teste

Grupo 211 (grupo de controlo) Quadro 7 A

№	Nome e apelido	Pontuação	Média	Diferença	Diferença Ao quadrado
1	Abduvohidov Jamshid	35	36	-0,9	0,81
2	Axmadjonov Jahongir	38	36	2,1	4,41
3	Baratov Farrux	42	36	6,1	37,21
4	Vahabov Komil	41	36	5,1	26,01
5	Isoqov Nursulton	38	36	2,1	4,41
6	Qahramonov Sayfiddin	31	36	-4,9	24,01
7	Maxmudov Sardor	37	36	1,1	1,21
8	Mahmudova Dinara	35	36	-0,9	0,81
9	Odilov Elbek	32	36	-3,9	15,21
10	Rayimov Asliddin	38	36	2,1	4,41
11	Solijonov Hayrullo	41	36	5,1	26,01
12	Sultonov Mirzabek	30	36	-5,9	34,81
13	Usmonov Hayriddin	32	36	-3,9	15,21
14	Xamidov Qodir	44	36	8,1	65,61

15	Xosilbekov Azizbek	32	36	-3,9	15,21
16	Xakimov Nurullo	35	36	-0,9	0,81
17	Ergashev Bahodir	38	36	2,1	4,41
18	Eshpo'latov Muhriddin	28	36	-7,9	62,41

Distribuição de frequências Quadro 7B

Valor da pontuação	30	31	32	35	37	38	41	42	44	28
Frequência	1	1	3	3	1	4	2	2	1	1

Moda= 37 Mediana=36 Intervalo=16(44-28)

$$SD = \frac{227}{18} = \sqrt{12.6} = 3.5$$

Tabela 7. Dados do exame pré-teste (grupo de controlo)

Média	Modo	Mediana	Baixa	Elevado	Gama	Sd
36	37	36	28	44	16	3,5

Pós-teste

Depois de terminado o pré-teste, o investigador começou a dar aulas experimentais efectivas. Uma vez terminado o processo de ensino, os participantes foram submetidos a um pós-teste, a fim de analisar a eficácia da aplicação de métodos eficazes de ensino da escrita.

Tabela 8 A. Resultados **do pós-teste** (grupo experimental, 217)

№	Nome e apelido	Pontuação	Média	Diferença	Diferença ao quadrado
1	Abdunabiyev Shohrux	42	43,6	-1,6	2,56
02	Abdullayeva Mohinur	48	43,6	4,4	19,36
3	Begaliyev Doniyor	46	43,6	2,4	5,76
4	Madrahimov Nizomjon	40	43,6	-3,6	12,96
5	Shermatov Dostonbek	40	43,6	-3,6	12,96
6	Mo'minjonov Umarali	45	43,6	1,4	1,96
7	Abdusalomov Mirjalol	41	43,6	-2,6	6,76
8	Turgunov Alisher	41	43,6	-2,6	6,76
9	Nabiyev Ulug'bek	38	43,6	-5,6	31,36
10	Halimov Abdulla	45	43,6	1,4	1.96
11	Hamrayev Tohirjon	48	43,6	4,4	19,36
12	Maxammadiev Sherzod	41	43,6	-2,6	6,76
13	Kamolov Ilhom	47	43,6	3,4	11,56
14	Qodirov Abdurahmon	47	43,6	3,4	11,56
15	Kamolov Sanjar	45	43,6	1,4	1,96
16	Xyriddinov Muzaffar	45	43,6	1,4	1,96

| 17 | Yo'ldoshev Asadbek | 42 | 43,6 | -1,6 | 2,56 |
| 18 | Yangiboyev Arslonbek | 45 | 43,6 | 1,4 | 1,96 |

O investigador analisou os resultados da fase e concluiu que:

Média do pós-teste do grupo experimental 43,6

$$X = \frac{786}{18} = 43.6$$

Tabela 8B. Distribuição de frequências

Valor da pontuação	38	40	41	42	45	46	47	48
Frequência	1	2	3	2	5	1	2	2

Moda = 45 Mediana = 45 Intervalo =5 (48-38=10)

O desvio padrão do pós-teste é a média das diferenças de todas as as pontuações em relação à média. A fórmula seguinte foi utilizada para calcular o desvio padrão de um conjunto de classificações:

$$SD = \frac{160}{18} = \sqrt{8,8} = 2.9$$

Tabela 9A. Dados do exame pós-teste (grupo experimental)

Média	**Modo**	**Mediana**	**Baixa**	**Elevado**	**Gama**	**Sd**
43,6	45	45	38	48	10	2.9

Resultados do exame pós-teste (grupo de controlo 211)

Quadro 9 B

№	Nome e apelido	Pontuação	Média	Diferença	Diferença Ao quadrado
1	Abduvohidov Jamshid	35	35,8	-0,8	0,64
2	Axmadjonov Jahongir	38	35,8	2,2	4,84
3	Baratov Farrux	42	35,8	6,21	38,56
4	Vahabov Komil	41	35,8	5,2	27,04
5	Isoqov Nursulton	38	35,8	2,2	4,84
6	Qahramonov Sayfiddin	31	35,8	-4,8	23,04
7	Maxmudov Sardor	37	35,8	1,2	1,44
8	Mahmudova Dinara	35	35,8	-0,8	0,64
9	Odilov Elbek	32	35,8	-3,8	14.44
10	Rayimov Asliddin	38	35,8	2,2	4,84
11	Solijonov Hayrullo	41	35,8	5,2	27,04
12	Sultonov Mirzabek	30	35,8	-5,8	33,64
13	Usmonov Hayriddin	32	35,8	-3,8	14,44
14	Xamidov Qodir	44	35,8	8,2	67,24
15	Xosilbekov Azizbek	32	35,8	-3,8	14,44
16	Xakimov Nurullo	35	35,8	-0,8	0,64
17	Ergashev Bahodir	37	35,8	1,2	1,44
18	Eshpo'latov Muhriddin	28	35,8	-7,8	60,84

O investigador analisou os resultados da fase e concluiu que:

A média do pós-teste do grupo de controlo é de **35,8**

$$X = \frac{646}{18} = 35,8$$

Distribuição de frequências Quadro 10

Valor da pontuação	28	30	31	32	35	37	38	41	42	44
Frequência	1	1	1	2	4	2	3	2	1	1

Moda = 35 Mediana = 35 Intervalo =16 (44-28=16)

O desvio padrão do pós-teste é a média das diferenças de todas as pontuações em relação à média. A fórmula seguinte foi utilizada para calcular   o   desvio padrão de um conjunto de classificações:

$$SD = \frac{340}{18} = \sqrt{18,8} = 4,3$$

Tabela 11. Dados do exame pós-teste (grupo de controlo 211)

Média	Modo	Mediana	Baixa	Elevado	Gama	Sd
35,8	35	35	28	44	16	4,3

Comparação de dados.

Figura 3. Comparação dos pré e pós-testes

Grupo experimental

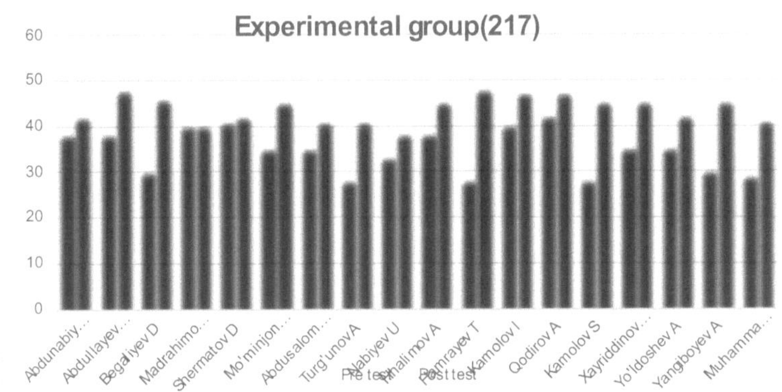

É evidente no gráfico que, para além do progresso dos alunos, a média, a moda e a mediana dos resultados do pós-teste são muito mais elevadas em comparação com o pré-teste.

Figura 4

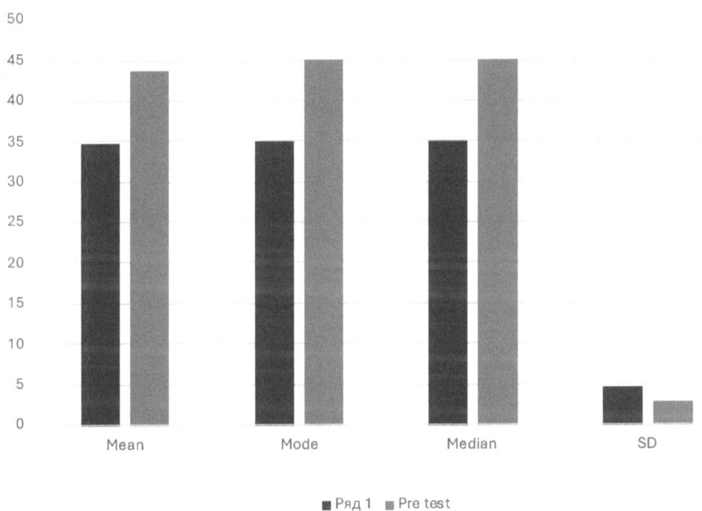

Grupo de controlo

O diagrama abaixo fornece dados sobre os resultados do pré-teste e do pós-teste do grupo 211, que foi selecionado como grupo de controlo, e compara os seus progressos durante o período da investigação. Em comparação com o grupo experimentado, o grupo de controlo registou uma percentagem mais baixa; no entanto, o seu desenvolvimento linguístico indicou progressos.

Figura 5

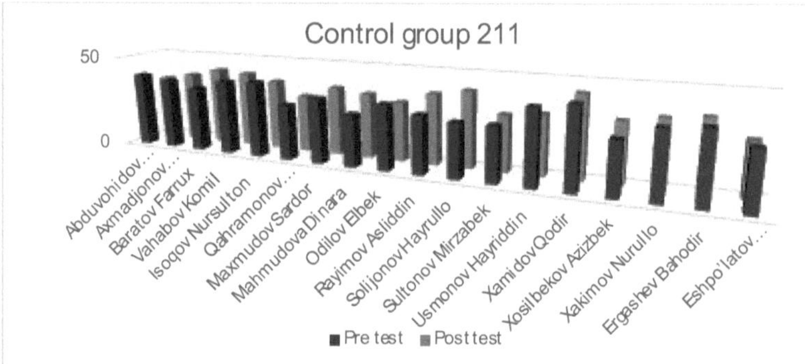

Figura 6

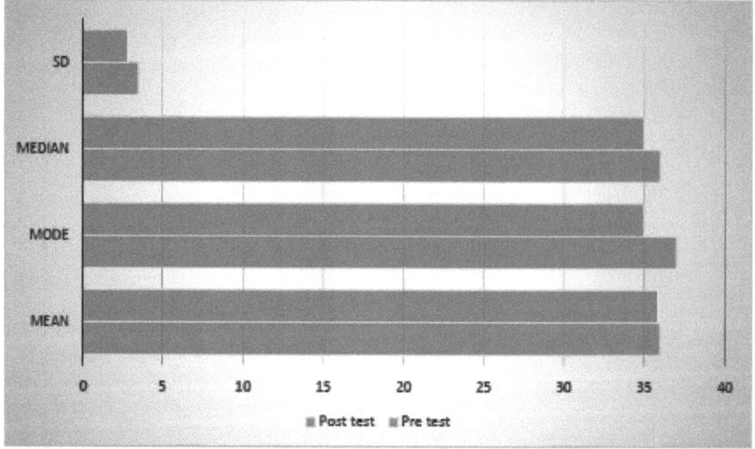

Resumo do terceiro capítulo

Os resultados do trabalho de investigação revelaram que as formas e técnicas eficazes de melhorar as competências profissionais dos advogados através de métodos interactivos como o brainstorming, o debate, a dramatização, as palavras cruzadas, o estudo de casos, a verificação de equívocos, a bola de neve, o mapeamento mental e outros se revelaram benéficos no domínio do ensino do Direito em inglês para alunos B2. É de salientar que cada fator foi tido em consideração para apresentar os dados mais fiáveis, como a idade, o sexo e as necessidades e interesses dos alunos, tendo estes últimos pontos sido examinados com a ajuda da entrevista dos professores e dos questionários dos alunos.

Interpretação dos resultados do questionário

Nas suas respostas às perguntas abertas do questionário, foi pedido aos inquiridos que enumerassem os seus pontos fracos em termos de competências e capacidades linguísticas na sua própria proficiência e foi medida a sua proficiência linguística relacionada com a gramática, o vocabulário, os erros, a leitura, a escrita, a relevância do conteúdo para o tópico, a fluência e a precisão do seu discurso. Observou-se que os alunos que identificaram os seus pontos fracos, como a incapacidade de falar espontaneamente, o pensamento criativo, a procura de soluções para o problema em inglês relacionado com a sua profissão, tendiam a não utilizar métodos interactivos para ultrapassar essas dificuldades. Por conseguinte, estas áreas relacionadas com a fase de planeamento foram identificadas como necessitando de uma investigação mais aprofundada. É interessante notar que alguns dos alunos que referiram o vocabulário, como os principais termos utilizados no domínio do Direito, como sendo o seu ponto fraco, também se encontravam neste grupo. É evidente, a partir das respostas ao questionário, que a maioria dos participantes apontou a oralidade, a compreensão da leitura e a falta de ideias em inglês, a escrita fluente e correcta sem erros gramaticais e a fluência como os seus pontos mais fracos na sua área profissional.

As respostas à pergunta que pedia aos alunos para identificarem se praticavam métodos interactivos durante as aulas, que tipo de métodos ou técnicas mais tinham utilizado nas suas aulas, que competências eram mais cruciais para desenvolver competências profissionais e que dificuldades tinham ultrapassado até agora na aprendizagem e utilização do inglês na sua área profissional. 75% dos estudantes responderam que tinham utilizado principalmente o método tradicional, o método de tradução gramatical e, por vezes, outros métodos como o interativo e o comunicativo nas suas aulas. Além disso, 85% das respostas revelaram a importância de todas as competências linguísticas, como a audição, a leitura, a escrita, a expressão oral, o vocabulário e a gramática. A maioria dos alunos referiu que tinha dificuldades sobretudo na utilização dos seus termos na oralidade, na escrita e na leitura de todos os tipos de textos relacionados com questões jurídicas. Os resultados das tarefas que os alunos mais gostaram foram os seguintes: brainstorming, debate, bola de neve, estudo de caso, mapa mental, pensar em pares, partilha, verificação de ideias erradas, palavras cruzadas e nuvem de palavras.

Como referimos acima, a falta de capacidade de comunicação (50%) e de atenção aos pormenores na escrita (65%), bem como de capacidade criativa de resolução de problemas (50%), impede que os estudantes tenham mais dificuldades nas suas competências profissionais e académicas. É fundamental referir que estes resultados não são subjectivos. Alguns dos estudantes assinalaram mais do que uma opção. Isto indica que ainda precisam de mais formação sobre como aplicar a utilização do inglês no seu domínio profissional. Por conseguinte, a utilização de métodos interactivos para desenvolver as competências profissionais dos advogados parece ser a direção certa a seguir no contexto de ensino dos alunos B2.

<u>CONCLUSÃO</u>

O objetivo da investigação era identificar quais os métodos modernos, tais como os métodos interactivos, que podem desempenhar um papel importante no desenvolvimento das competências profissionais dos advogados com base no género ESP que lida com os seus conhecimentos académicos em inglês, eram mais eficazes para os aprendentes B2 e descobrir as razões que levaram os aprendentes a fazer estas escolhas. Depois de terminar de explicar o resultado do estudo, o investigador tirou duas conclusões. A primeira conclusão é que diferentes técnicas de utilização de métodos interactivos no ensino do inglês, como o brainstorming, o debate, as palavras cruzadas, o estudo de casos e outros, podem melhorar significativamente as competências profissionais dos alunos. Neste caso, os alunos conseguiram compreender os termos utilizados em Direito, bem como transmitir os seus conhecimentos profissionais em inglês sem hesitações. Também utilizaram na sua escrita vocabulário adequado e gramática correcta em relação ao tema. Em geral, os alunos são encorajados a trabalhar na sua profissão de forma fluente e correcta. Uma vez que o aumento das competências profissionais é aceite como um dos principais problemas do ensino do inglês para fins específicos, faz sentido dizer que quanto mais praticarem a utilização de métodos modernos em inglês, em vez de métodos tradicionais, melhor desenvolverão os seus conhecimentos profissionais. O segundo ponto a concluir é que a implementação de formas eficazes de ensino de inglês específico melhorou a motivação dos alunos na aprendizagem com a ajuda de métodos interactivos e jogos. Este facto pode ser comprovado pelas suas atitudes positivas em relação à utilização de métodos interactivos durante as aulas, o que é indicado pela sua participação ativa na aula conduzida pelo investigador.

A conclusão acima implica que, no ensino do inglês jurídico, o professor deve
habituar os alunos a utilizar a língua-alvo de forma espontânea. A utilização de métodos interactivos provou ser uma forma de melhorar as competências profissionais e linguísticas dos estudantes B2. Na prática, os jogos interactivos são considerados uma forma adequada de utilizar no processo de ensino e aprendizagem, sendo uma das técnicas apropriadas para habituar os alunos a aprender inglês jurídico. Em suma, os professores que pretendem melhorar as competências profissionais dos seus alunos devem utilizar métodos interactivos como uma das técnicas aplicadas no seu ensino.

Com base nos resultados da investigação, recomendo vivamente que os futuros investigadores no domínio da eficácia da utilização de métodos interactivos na melhoria das competências profissionais dos advogados combinem a abordagem qualitativa e quantitativa de forma experimental. Espera-se que o resultado do estudo possa ser utilizado como uma referência adicional para outras investigações, especialmente as que incidem sobre o ensino do Direito. O investigador espera ainda que outros investigadores possam aplicar esta técnica noutros níveis de ensino. A recomendação para os professores é que o ensino do inglês jurídico é uma tarefa difícil, porque muitos alunos acreditam que é o processo mais difícil utilizar o inglês no processo jurídico para reforçar as competências profissionais dos advogados. Consequentemente, os professores enfrentarão inúmeros desafios durante o processo de ensino e aprendizagem. Por conseguinte, devem ser astutos na seleção de técnicas adequadas que possam mudar as atitudes dos seus alunos em relação à aprendizagem do inglês e melhorar não só os seus conhecimentos académicos, mas também as suas competências profissionais. Um dos métodos que podem empregar é a mistura de diferentes exercícios baseados na língua, escolhendo uma combinação de diferentes métodos e técnicas. Os professores devem também dar aos alunos exemplos simples de aprendizagem do inglês jurídico que lhes sirvam de modelo a seguir. Além disso, os professores devem ser activos na orientação dos alunos, porque isso os beneficiará muito.

A recomendação para os alunos é que, embora a utilização do inglês no domínio do direito não seja fácil, é menos difícil do que muitos alunos pensam. Para melhorar as suas competências profissionais em inglês, tudo o que os estudantes precisam de fazer é praticar o inglês relacionado com o Direito tanto quanto possível, porque, como já foi dito, melhorar as competências profissionais dos advogados é uma questão que se aprende com a prática. Devem compreender objetivamente o significado de ESP, que não se trata apenas de aprender regras gramaticais, vocabulário ou competências produtivas em inglês, mas também de ter a capacidade de utilizar essas competências no seu próprio domínio de forma muito eficaz e, desta forma, os estudantes têm tendência a desenvolver as suas competências profissionais em qualquer género jurídico.

REFERÊNCIAS

1. Mirziyoyev.Sh.Plano do sector da educação do Uzbequistão 2019-2023, 2019. p231...

2. Ruzmetova O.A, A utilização da tecnologia nas aulas de ESP, 2020, p116.

3. Salokhova.E.Z, Inglês para estudantes de Direito, Tashkent 2018, p1-138

4. Alousqe.I.N, Developments in ESP, 2016, p56.

5. Augustina.T. New approach to ESP learning, Universidade da Indonésia, 2016, p 178

6. Anthony.A, "Integrating ESP in teaching English" (Integrar o ESP no ensino do inglês).2016, p89.

7. Bezudladnikov.K, Kruze.B, Abordagem interactiva ao ensino e aprendizagem de Esp", 2014. P610

8. Belcher.D, Historical Overview of ESP, Georgia State University, 2016, p-29

9. Bhatia.C, "Genre in Linguistic Traditions:English for Specific Purposes".2017

10. Boghici.S.T, Métodos inovadores no ESP, 2016, p 78

11. Dr.Khiati Nadia "Utilizar uma abordagem baseada no género em ESP".2018

12. Dr.Khiati Nadia" Utilizar a abordagem baseada no género no ESP".2018, p43

13. Dudley-Evans, St. John, "Genre-analysis in ESP" (Análise dos géneros no ESP), 2016, p. 69

14. Evans.T.D "Uma nova abordagem para o ensino do ESP", 2018

15. Hyland.M, Effective methods in teaching ESP, Universidade de Birmingham, 2016, p144.

16. Ishkov.A, "ESP as a new specific way of Teaching English". 2016.

17. Jendrych.E, Developments in using interactive methods EFL, Universidade de Kozminski, 2015, p.119

18. Jeya.V, Edward.C, Práticas inovadoras de ensino do ESP e desenvolvimento de materiais, Northern Arizona University, 2018.p66

19. Javid e Umar, Implementações no ESP, 2013, p34

20. Jonassen .V.I. Innovative developments in ESP, 2014, p.14

21. Aprendizagem interactiva e criativa dos adultos, publicado por Elsevier Ltd., Universidade de Bucareste, 2015.

22. Kress.L, Davitt.J "Development of ESP genre studies".2018, p67.

23. Medway.V, "Genre analysis: a key to a theory of ESP", Universidade de Birminham, 2016.

24. Miller.A, "Genre in Linguistic Traditions;English for Specific Purposes".2017, p95

25. Miller.C "Abordagem dos géneros em inglês para fins específicos", 2017

26. Novawan.A, Zuhro.Ch,Innovative Framework for Studies of ESP Curriculum in higher education,Journal of 12.English in Academic Communication,2017,p45

27. Pradhan.A, Inglês para fins específicos; Tendências e questões de investigação, 2015бз.

28. Ramirez.C.G, Inglês para fins específicos: Brief History and Definitions,Costa Rica University 2015,p-383-384.

29 Rahman.M, English for Specific Purposes: A Holistic Review,Bangladesh University, 2015, p- 25-27.

30. Roger.D e T.Swale "Genre-approach in ESP", 2017, p69

31. Swale.T, "Thy effectiveness of genre-based approaches in teaching professional skills", 2017.

32. Saeedi, Innovative developments in teaching ESP (Desenvolvimentos inovadores no ensino do ESP), 2016, p41

33. Trimble.A.J "Preparação e implementação da abordagem baseada em géneros na sala de aula não académica", 2015.

34.Whyte. Sh, Sarre.C, Introdução aos novos desenvolvimentos na investigação sobre o ensino e a aprendizagem do ESP, 2017.

35. Yukhimenko.A.N, Mefodova.M.A,Interactive Teaching Methods a Means of Stimulating Reserves of Student Interaction, Kazan Federal University,2017,p.34.

36.Živković & S tojković, New developments in ESP, 2015, p,357

37. Zivcovich.C, Constructivism- an emerging trend in ESP teaching and learning, Universidade de Nis Serba,2016, p77

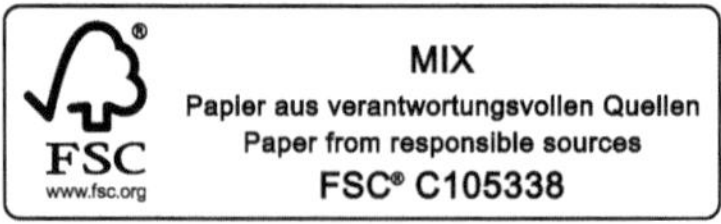

Printed by Books on Demand GmbH, Norderstedt / Germany